Dʳ C.-M. Desvernine

ÉTUDE SUR LE TRAITEMENT

DE LA

TUBERCULOSE PULMONAIRE

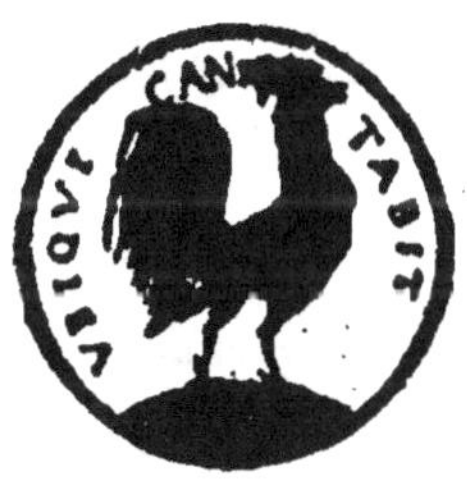

" L'EXPANSION SCIENTIFIQUE
FRANÇAISE "
7, Rue de Valois — PARIS
1921

DU MÊME AUTEUR

Contribution à l'étude des lésions du col de l'utérus. Opération de Emmet. *Thèse de Paris*, 1879.

Carcinome de l'œsophage. *Cronica Med. Quirur. de la Havane*, 1885.

Etude physiologique et clinique sur certaines dysphonies paralytiques. La Havane, 1885.

Beri-Beri. Etude des réactions électriques. La Havane, 1886.

De la contraction paradoxale de Westphal en laryngo-dynamique. La Havane, 1886.

A critical and experimental study, on the tension of the vocal cords. *International Medical Congress*, Washington, 1887, and *Journal of Laryngology*, London, 1888.

Angioma of the larynx. Operation *per os*, guérison (7e cas connu). *Journal of Pathological Anatomy of Wolfenden*, London, 1888.

Contribution à l'étude de l'anatomie normale et pathologique des cordes vocales. Kyste de la corde vocale gauche. La Havane, 1888.

Corps étrangers de l'œsophage. Œsophagotomie externe, guérison. La Havane, 1888.

Fracture Laryngo-trachéale. Fusion presque complète des cordes vocales. Glotte supplémentaire. *Annales des Maladies de l'oreille et du Larynx*, Paris, 1890.

Papillomes Congénitaux du Larynx (7). Laryngo-fissure. Guérison. *Annales des Maladies de l'oreille et du Larynx*, Paris, 1890.

Insuffisance laryngienne par lésions des nerfs récurrents. La Havane, 1890.

Myxome malin du Larynx. Extirpation *per os*, reproduction, mort et autopsie. *Revue des Sciences Médicales de la Havane*, 1891.

Contribution à l'étude de la physiologie normale et pathologique des nerfs récurrents. *Premier Congrès régional de Cuba*, 1890.

Etude sur les Rhinolites. Description d'un cas. *Revue de la Policlinique de la Havane*, 1891.

Traitement chirurgical et antiseptique de la tuberculose laryngienne, méthode de H. KRAUSE. *Revue des Sciences Médicales de la Havane*, 1891.

De l'influence des tractions linguales sur certaines aphonies nerveuses. *Annales des maladies de l'Oreille et du Larynx*, Paris, 1893.

Ulcère nasale de Hajek. *Progrès médical de la Havane*, Oct. 1899.

Etude sur un cas de Akinesia Algera, de Möbius. *Progrès médical de la Havane*, Novembre 1899.

Deux cas de Pied de Madura. *Revue de médecine tropicale de la Havane*, 1901.

Etude sur l'Innervation Motrice du Larynx et du voile du palais basée sur la dissection d'un fœtus monstrueux (Agnathie). *Congrès Médical International* tenu à la Havane en 1901, et *Annales des maladies de l'Oreille et du Larynx*, Paris, 1901.

Hémiplégie Pharyngo-laryngienne (Avellis). *Annales des Maladies de l'Oreille et du Larynx*, Paris, 1901.

Tuberculose pulmonaire. Etude sur sa localisation, diagnostic précoce et Intoxication. *Revue de Médecine et de Chirurgie de la Havane*, Décembre 1913.

Etude sur les symptômes du diaphragme de Williams dans la Tuberculose pulmonaire, provoqué expérimentalement chez le chien et le lapin. *Revue de médecine et de chirurgie de la Havane*, Déc. 1913.

A contribution to the Study of the Physiology and pathology of the oral extremity of the Thorax. *New York Medical Journal*, Avril 1912.

Etude sur un nouveau sérum antituberculeux. *Presse Médicale de la Havane*, 1913.

Contribution à l'étude de certaines réactions motrices, non décrites, de la cage thoracique, en rapport avec le diagnostic précoce de la tuberculose pulmonaire chronique. Méthode stéthographique. Paris 1921.

Etude sur l'Hémosialemèse, basé sur deux observations typiques. La Havane, 1920.

ÉTUDE SUR LE TRAITEMENT

DE LA

TUBERCULOSE PULMONAIRE

Justification du tirage :

1016

ÉTUDE SUR LE TRAITEMENT

DE LA

TUBERCULOSE PULMONAIRE

Par le Docteur C.-M. DESVERNINE

(de la Havane)

Docteur en Médecine
des Facultés de Paris, de New-York et de Madrid
Ancien Interne et Chef de Clinique
des Hôpitaux de New-York
Membre Correspondant de l'Académie de Médecine de la Havane
et de la Société Laryngologique Américaine

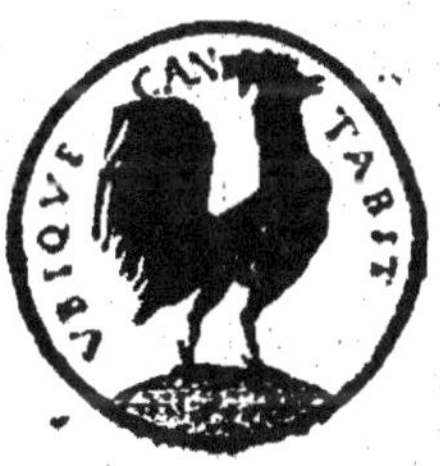

" L'EXPANSION SCIENTIFIQUE
FRANÇAISE "
7, Rue de Valois ═ PARIS

ÉTUDE SUR LE TRAITEMENT

DE LA

BACILLOSE PULMONAIRE CHRONIQUE

> « Les faits sont les matériaux nécesssaires mais c'est leur
> « mise en œuvre par le raisonnement expérimental, c'est à
> « dire la théorie, qui constitue et édifie véritablement la
> « Science ».
>
> CLAUDE BERNARD,
>
> « Une accumulation de faits n'est pas plus une Science
> « qu'un tas de pierres n'est une maison ».
>
> POINCARÉ.

Malgré les solides fondements qu'ont apportés les célèbres découvertes de VILLEMIN et de KOCH dans leurs recherches sur les origines et la nature de la tuberculose, le premier savant démontrant que la tuberculose est une maladie *contagieuse, transmissible* et infectieuse, et le second découvrant et cultivant, à l'état de pureté, l'agent infectant, les progrès réalisés dans la lutte contre cette implacable infection n'ont toujours eu lieu que très lentement, à cause des multiples inconnus que renferme la biologie du bacille tuberculeux, surtout une fois logé dans l'organisme humain, ainsi que dans celui des animaux inférieurs.

Depuis quelques temps, nous fîmes de ce compliqué et pressant problème l'objet principal de nos travaux, avec le désavantage de n'avoir jamais eu, pour une si grande et si coûteuse entreprise, aucune aide compétente ni pécuniaire, cette circonstance étant, en partie, la cause des imperfections de ce travail que nous sommes les premiers à reconnaître.

Dans ces conditions, le moment est arrivé où il nous est impossible de continuer nos investigations, et la publication de ces lignes a pour but de soumettre les résultats obtenus à l'attention des savants les plus expérimentés sur cette matière, espérant qu'ils contribueront à combler les nombreuses lacunes existantes, si nous n'avons pas exagéré la signification de quelques-uns des phénomènes obtenus.

Le but que nous nous proposions, partant de certaines observations cliniques, fut d'employer un procédé qui activât au plus haut degré la défense organique de l'animal choisi pour l'expérience, stimulant le plus possible l'élaboration des corps immunisants (dans ce cas, l'âne).

Pour obtenir ce but, nous pensâmes qu'il était nécessaire de ne pas dépendre exclusivement de l'incitation de l'antigène employé, mais qu'il fallait recourir conjointement à quelque autre procédé qui stimulât énergiquement les fonctions des structures hématopoiëtiques, qui, comme il est bien connu, ont une participation très importante dans l'élaboration des corps pour la défense organique, ce qui était à présumer, étant donné la richesse de ces structures en phagocytes, et par l'importance de l'intégrité de ces organes pour la lutte antimicrobienne (GOLGI, DOMINICI, GROHÉ, JOSSUÉ, CARNEGIE, DICKSON, etc.), selon que l'ont démontré les investigations de PFEIFER et MARX dans le choléra, celles de A. WASSERMANN dans le typhus, de M. WASSERMANN dans la pneumonie, etc.

Avec l'idée d'activer le fonctionnement de ces structures, nous soumîmes l'animal en expérience à une grande dépression barométrique, excitant très énergique de cette fonction, pendant qu'il était soumis à des inoculations avec des émulsions bacillaires convenablement dosées.

En ce qui concerne l'antigène, l'expérimentation, à l'égal de la clinique, a démontré que la plupart des préparations bacillaires avec des organismes morts ou vivants, étaient insuffisantes pour obtenir une réponse immunisante efficace pour le traitement de la maladie par les sérums, et, après de nombreux essais, guidés par des faits qui seront discutés plus loin, nous arrivâmes à obtenir un produit d'origine pulmonaire occasionnant des effets très importants.

I

Dans une série d'articles publiés en 1918 dans la *Presse Médicale de La Havane*, nous détaillâmes les antécédents qui nous guidèrent pour essayer d'obtenir, par le procédé indiqué, un sérum antituberculeux. Alors, nous exposâmes le point de départ de nos essais, originaires de l'observation clinique, laquelle indique que les moyens les plus efficaces que nous possédons pour combattre la bacillose pulmonaire chronique ont en commun la propriété d'exalter, plus ou moins, les fonctions hématopoëtiques. Ce sont :

1. — Certains climats d'altitude (1) ;
2. — Le pneumo-thorax artificiel (Bürker, Ederle et Kirchen) ;
3. — La suralimentation (Müntz), et à un certain degré ;
4. — Le repos corporel (Nothnagel).

Cette relation d'identité par rapport à l'action de ces moyens thérapeutiques, fut discutée et démontrée dans les articles indiqués. De plus, en ce qui concerne la guérison spontanée de la phtisie, les cas les plus notables appartenant à cette catégorie, sinon par leur nombre du moins par la rapidité avec laquelle se modifie et même s'éteint le processus tuberculeux, ce qui arrive quelquefois avec toutes les apparences d'un véritable *ictus* immunisant, intègre, correspondent à certaines formes hémoptoïques, et il est bien connu qu'un des plus puissants stimulants et d'effets plus rapides sur l'hématocause est constitué par les pertes de sang. Dans notre publication mentionnée, nous apportâmes trois observations personnelles de cette nature, conclusives.

Roux et Vaillard, si la mémoire ne nous fait pas défaut, furent les premiers à trouver que les extractions de sang sur des animaux immunisés produisent un accroissement rapide dans la production des anticorps, et, depuis, de nouvelles preuves de l'exactitude de cette observation ont été consignées. Il est connu qu'un des moyens de maintenir longtemps le pouvoir immunisant des animaux, c'est de faire une injection intraveineuse de toxine au moment de la saignée (procédé Nocard).

---

(1) Voir appendice.

Schröder, de Copenhague, trouva également, chez les animaux immunisés avec le *bacilus coli* et le *b.tifosus*, que, lorsque le maximum de pouvoir spécifique du sang commençait à décliner, l'extraction d'une certaine quantité de sang produisait non seulement la cessation de l'affaiblissement du phénomène agglutinant, mais aussi quelquefois son intensification.

Dans la pratique médicale, chez des malades atteints de fièvre entérique ou paratyphique, la formation d'agglutinines offrit, sous la même influence, une marche analogue à celle observée chez les animaux immunisés expérimentalement.

Barbary, dans une communication à l'Académie de Médecine (mars 1910), bien que son interprétation fût erronée, fit connaître le fait d'avoir trouvé le bacille de Koch agglutiné dans le cours de quelques hémoptysies. Nous avons pu faire, récemment, la même observation.

En quelques mots, en ce qui concerne la tuberculose pulmonaire, tenant compte de ce que le processus réparateur s'initie, dans certains cas, après de fréquentes ou d'abondantes hémoptysies, et *avant que l'état général se soit amélioré dans aucun sens* (Laennec, Pidoux, G. Sée, Gabrilowitsky, Exchaquet, Besançon, De Jong, Poujade, Desvernine, etc.), s'agissant d'une maladie dans laquelle prédomine toujours une dénutrition progressive ainsi qu'un grand épuisement de toutes les forces organiques, l'idée nous vint que ces spoliations agissaient de la même manière que les climats d'altitude, la suralimentation et le pneumo-thorax artificiel, c'est-à-dire en exaltant la sensibilité et la réactivité des structures où les « cellules mères » (Ehrlich), élaborent les agents destinés à la défense de l'organisme.

Dans un très intéressant travail, Hermann consigne avoir réussi à exalter les opsonines et agglutinines chez des animaux infectés avec le streptocoque en leur injectant des substances protéiques non spécifiques, comme, par exemple, le fluide ascitique et du sérum d'origine humaine. L'explication que cet auteur offre du phénomène consiste en ce que le pouvoir antigène du streptocoque serait suffisant pour provoquer la production d'un excès de récepteurs, mais non pour les libérer des éléments cellulaires qui les ont élaborés. Cette manière de voir, très plausible, peut très bien s'appliquer aux phénomènes qui nous occupent, en ce sens que les auto-inoculations d'origine bacillaire sont suffisantes pour provoquer le développement des corps antituberculeux mais qui persistent adhérents aux cellules formatrices, le stimulus de l'hématocause, exaltée par les hémorragies, étant la cause seconde qui vient les mettre en liberté.

Plus encore, il y avait deux années que nous avions commencé nos expériences (1914), quand nous eûmes connaissance du remarquable travail de Mme Vera Dantchakoff, de Philadelphie, sur l'origine monophylétique des éléments du sang. Dans cette contribution, l'auteur consigne la relation existant entre des réactions cellulaires déterminées, obtenues dans le terrain de l'embryologie expérimentale, qui viennent prêter un nouvel appui à notre interprétation.

En effet, cette savante investigatrice a obtenu de nouvelles preuves de l'équivalence des différents dépôts primitifs (anlages), hémato-poïétiques, par l'inoculation de leurs cellules originaires dans la rate de l'embryon du poulet, équivalence que, d'ailleurs, on pouvait croire réalisable depuis la période embryonnaire, étant donné que la transformation myéloïde des structures lymphatiques tout à fait différenciées se réalise chez l'animal adulte, fait connu depuis les expériences de Dominici, et, se basant sur les résultats de ses expériences et sur certains aspects de l'évolution des phénomènes immunisants, en général, l'auteur s'exprime dans les termes suivants : « Les résultats obtenus
« dans la rate embryonnaire, dans des différentes périodes de son déve-
« loppement, ont une étroite relation avec la métaplasie myéloïdée,
« bien connue des physiologistes. Quelle est la signification de ces
« changements et quelles sont ces relations avec le stimulus appliqué
« et avec d'autres réactions déployées en même temps par l'organisme ?
« Les conditions dans lesquelles j'ai dû travailler l'hiver dernier ne me
« permirent pas d'obtenir des données définitives à ce sujet. Cepen-
« dant, l'étude des expériences réalisées peut fournir quelques sugges-
« tions concernant le problème. Il n'y a aucun doute que l'interven-
« tion appliquée introduit dans l'organisme des substances hétéro-
« gènes. La connexion existant entre l'introduction de ces substances
« et les changements décrits ci-dessus peut être conçue de deux ma-
« nières différentes. Ou bien ces substances ont une action stimulante
« générale sur le mésenchyme et sur les cellules primitives du sang
« (comme, par exemple, la substance tyroïdienne dans les expériences
« de Gudernatsch sur le développement des extrémités du têtard),
« ou bien l'action de ces substances peut être semblable à celle des
« antigènes spécifiques qui, une fois introduits dans l'organisme, incite
« la production d'anticorps. Dans le dernier cas, la réaction de prolifé-
« ration exhibée par les cellules primitives du sang peut être considérée
« comme une base matérielle pour les phénomènes de l'immunité.
« La prolifération, dans ce cas, aurait été proportionnée par l'inter-
« action entre les antigènes spécifiques et ses récepteurs cellulaires.
« Les résultats de nouvelles séries d'expériences décideront seulement
« laquelle de ces deux conceptions doit être acceptée. L'analogie entre
« la métaplasie myéloïdée et les résultats des expériences décrites est

« évidente. Il est important de signaler que la métaplasie myéloïdée
« est produite par des causes différentes : les toxines et plusieurs bacté-
« ries, les produits spécifiques du métabolisme des tumeurs malignes,
« finalement, les intoxications inorganiques chroniques peuvent inciter
« une métaplasie myéloïdée étendue. Il est difficile, chez de tels agents
« qualitativement différents, de concevoir une influence stimulante et
« spécifique sur les cellules primitives. La réponse à l'action de ces
« facteurs est spécifique, en tant qu'elle est exhibée par une certaine
« classe de tissus. Le stimulant peut varier grandement en lui-même.
« Les cellules étant conçues comme un groupe complexe de récepteurs
« peuvent offrir des récepteurs appropriés à des différentes incitations
« ou antigènes. Un exemple semblable de stimulation de la prolifé-
« ration par de différents agents peut être trouvé dans le domaine de
« la fertilisation. Le stimulus spécifique ou sexuel, sous la forme du
« spermatozoaire, peut être remplacé par d'autres stimulants chi-
« miques, qui peuvent trouver des récepteurs appropriés dans la
« cellule-ovule et par conséquent inciter des changements molécu-
« laires suivis de prolifération ». L'auteur termine par ces mots : « S'il
« est à voir plus qu'une coïncidence occasionnelle dans la connexion
« régulière de l'apparition des différents anticorps et la métaplasie
« myéloïdée, après les infections, les anticorps spécifiques peuvent
« être constitués par des substances dérivées des activités de la proli-
« fération et de la différenciation du tissu hématopoïétique. *S'il en*
« *est ainsi, une simple stimulation du tissu hématopoïétique serait suffi-*
« *sante pour fortifier et développer l'immunité ; il surviendrait alors la*
« *production d'une grande quantité d'anticorps comme résultat de la*
« *stimulation, et, de plus, l'action spécifique de l'antigène* (1).

Les lignes générales de l'induction à laquelle se trouve conduite
Mme DANCHAKOFF, se basant sur certains résultats de ses expériences,
c'est-à-dire « que des éléments cellulaires ayant des attributs immuni-
« sants spécifiques peuvent répondre d'une manière appropriée à des
« stimulus non spécifiques », nous permettant de concevoir, comme très
possible que, dans certaines opérations immunisantes, dans la phtisie
pulmonaire entre autres, agissent quelquefois certains excitants qui,
quoique non spécifiques, éveillent en quelque sorte la réactivité cellulaire spécifique ; ou bien que, par ce procédé, entre en action quelque
corps qui a la propriété d'unir des antigènes qualitativement inappropriés à des cellules avec des attributs défensifs, se trouvant passives
en présence des antigènes de l'infection régnante qui leur correspond
spécifiquement.

---

(1) Les lignes soulignées ne le sont pas dans le texte.

C'est ce qui arrive particulièrement selon la conception de WRIGHT, dans les infections chroniques comme la tuberculose pulmonaire, et, comme effet de cette inactivité cellulaire en présence des stimulants légitimes, c'est que l'organisme, avec ses grandes facultés d'adaptation à de nouvelles conditions au moyen de ses multiples ressources, développe des corps cytophiliques de propriétés immunisantes. Cet état de choses est désigné par WRIGHT sous le nom d' «immunisation collatérale », et, pour mieux transmettre sa pensée, nous croyons bien faire en reproduisant ses propres paroles : « que l'immunisation est
« toujours strictement spécifique, est tenu comme un article de foi,
« et il passe comme axiome que les infections microbiennes peuvent
« être évitées en travaillant uniquement avec des vaccins homologues,
« et que nous devons, dans chaque cas, avant d'employer un vaccin
« thérapeutiquement, être sûr que le malade héberge le microbe corres-
« pondant. Je confesse avoir partagé la conviction que l'immunisation
« était toujours strictement spécifique.

« Il y a vingt ans, quand fut allégué devant la Commission de la
« peste de l'Inde que l'inoculation antipesteuse avait guéri l'eczéma,
« la blennorragie et autres infections variées, j'ai pensé que le sujet
« n'était pas digne d'être examiné. Je pris le même point de vue quand
« il circula que l'inoculation antityphoïde rendait les malades beau-
« coup moins susceptibles à la malaria.

« Il y a encore sept ans, quand j'appliquai des inoculations avec le
« pneumocoque comme préventif contre la pneumonie, dans les mines
« du Transvaal, je partageai exactement les mêmes préjugés. Mais
« ici, les résultats statistiques obtenus dans la mine Premier démon-
« trèrent que les inoculations pneumococciques avaient, en plus du
« pouvoir de réduire la mortalité par pneumonie de 85 0/0, celui de
« réduire aussi la mortalité dans d'autres maladies de 50 0/0. Partant
« de cela, dorénavant nous devions prendre dans nos catégories le fait
« que l'inoculation produit, en plus de l'immunisation directe, une
« immunisation « collatérale ». Une fois ceci reconnu, l'évidence pré-
« sumée de cette immunisation collatérale commença à s'infiltrer
« graduellement dans nos esprits. Je suppose que, parmi plusieurs
« milliers de maladies traitées par la thérapie vaccinale, dans la
« clientèle privée et à l'hôpital, il arriva de temps en temps qu'un ma-
« lade fut traité avec un vaccin ne correspondant pas à son infection,
« et que ce malade avait indubitablement bénéficié... De tels faits nous
« suggèrent qu'il peut exister une sphère utile d'application pour
« l'immunisation collatérale et qu'elle peut être trouvée dans les cas
« où l'infection est d'une très longue durée et où le malade est devenu
« très sensible à l'espèce ou à la race du microbe avec lequel il se trouve

« infecté, étant probablement arrivé à la fin de ses possibilités en
« matière de réponses immunisantes. On se souviendra, à propos de
« ces malades, qu'ils constituent le tiers des cas auxquels je fis allusion
« au commencement de cette conférence, comme très réfractaires à la
« thérapeutique vaccinale. Ici, cependant, nous considérons première-
« ment la question de principe, et, en connexion avec celle-ci, il est
« d'une importance capitale d'écarter la confiante croyance dogma-
« tique que l'immunisation doit être strictement spécifique et que
« nous devons dans chaque cas d'insuccès nous efforcer de faire notre
« immunisation de plus en plus strictement spécifique. Au lieu de ceci,
« nous devons procéder guidés par le principe que le meilleur vaccin
« doit toujours être le vaccin qui obtient la meilleur réponse immuni-
« sante contre les microbes que nous nous proposons de combattre.
« Il est à remarquer que ceci, presque certainement, n'apporte aucun
« changement révolutionnaire dans la pratique acceptée de la séro-
« thérapie ou dans les inoculations prophylactiques, ou dans les
« thérapeutiques usuelles, mais signifierait, en tenant compte des cas
« ayant prouvé être intraitables par les vaccins homologues, la possi-
« bilité de chercher l'immunisation collatérale en inoculant un mi-
« crobe ou un mélange de microbes autres que ceux avec lesquels le
« patient est infecté. L'essai de ce procédé pourrait peut-être se recom-
« mander de lui-même où il existe depuis le commencement très peu
« de réponses immunisantes au vaccin homologue, et, aussi, où, comme
« dans les cas d'une très longue durée de l'infection tuberculeuse ou
« streptococcique, le pouvoir des réponses directes immunisantes au
« vaccin correspondant est en voie de s'épuiser ».

Roux, au congrès de Budapesth, montra la possibilité du traitement d'une infection par le sérum d'une infection différente : « Puisque
« ces sérums préventifs agissent comme des éléments cellulaires, dit
« Roux, on comprend que le sérum d'un animal vacciné contre une
« maladie puisse être efficace contre une autre. Dans ces derniers
« temps, M. Dunstschman a constaté que le sérum des animaux
« immunisants contre le charbon symptômatique agissait sur le
« bacille de la septicimie aiguë ; d'autre part, le sérum de l'homme
« sain et parfois aussi celui du cheval, comme l'a montré M. Pfeif-
« fer, ont des propriétés immunisantes très marquées contre l'infec-
« tion cholérique intra-péritoniale.

« Il semble donc que ce pouvoir préventif du sérum contre les virus
« vivants, ne soit pas toujours spécifique, puisqu'il se rencontre chez
« des animaux qui n'ont jamais éprouvé l'action du microbe contre
« lequel leur sang est protégé. Il n'y a rien là de bien surprenant, car,
« suivant la conception de M. Metchnikoff, il s'agit, non pas d'anti-

« toxines, mais de « stimulines » dont plusieurs seraient capables d'un
« même effet ». Dans le cas du venin du cobra, M. Roux ne croit pas
probable que ces sérums d'origines diverses exercent sur ce venin une
même action chimique. « Nous admettrons, dit-il, plus volontiers,
« qu'ils agissent tous sur les cellules, qu'ils rendent insensibles, pour
« un temps, à l'envenimation » (cité par M. Bernheim).

A cette même catégorie appartient le phénomène qu'offrent les
cobayes qui, injectés avec le bacille de la tuberculose humaine, développent une tuberculose généralisée sans produire d'anticorps, et
cependant si, comme l'ont fait Bordet et Gay, on les inocule avec le
bacille de la tuberculose aviaire, ils produisent alors des anticorps
actifs pour les deux tuberculoses, et dans de telles proportions que la
même quantité de sérum sensibilisant fixe la même quantité d'alexine
avec le même volume des deux bacilles à tel point que le sérum obtenu
après une injection de bacille aviaire n'offre pas les moyens de distin-
guer les deux variétés des dits bacilles (« action de groupe », Achard).
D'autres expériences ont démontré que la substance sensibilisatrice
unie au bacille tuberculeux humain, détruit par une température de 70°
et suivi deux semaines après d'un mélange de bacilles humain et
aviaire, simplement séchés, développe chez le cobaye des anticorps qui,
sans détruire l'infection, arrêtent la rapidité de sa marche. Il est connu
que des cultures stérilisées protègent quelquefois contre l'anthrax, et
que le bacille prodigieux, dans les mêmes conditions, protège contre
le *bacillus coli*. Emerich et Lovy ont réussi à isoler des cultures du
bacille piocianique un corps possédant des propriétés prophylactiques
et curatives pour la diphtérie. Les récents succès obtenus par Boyd
et Winnipeg, du Canada, dans le traitement des arthrites névrites
et irites infectieuses avec le vaccin antityphoïde, entrent en ligne avec
les exemples cités ci-dessus ainsi que les résultats favorables de Muller
et Thanner dans les irites, au moyen des injections intra-musculaires
de lait, antigène qui, selon quelques auteurs, a donné des résultats
positifs dans la gonococcie. Les mêmes résultats ont été obtenus dans
diverses infections aiguës et chroniques au moyen de la thérapeutique
non spécifique (Protein Therapy), par Gl. Miller, Murray, Couvie,
H. Culver, W. Petersen et autres, aux États-Unis.

Selon les expériences de Calmette, Massol et Breton, la lécithine, activante qu'elle est pour le poison hémolytique, du serpent
cobra (Kyes, Neisser, Friedmann), est déviée du complexe lécithine-
poison par le bacille de Koch et par la tuberculine, empêchant que
l'hémolyse se réalise. Par la présence de la lécithine, le sérum de
l'homme et des bovidés tuberculeux, chauffé à 58°, active le pouvoir
émolysant du poison du cobra, puisque les sérums dépourvus de léci-

thine ne sont pas activants. *In vitro*, la lécithine peut être déviée par
le bacille de Koch. La lécithine crée des récepteurs pour quelques
poisons dans des cellules n'en possédant pas normalement. Il est bien
connu que la cholestrine contenue dans le sang agit comme un corps
intermédiaire, empêchant que les érythrocytes soient attaqués et
détruits par la saponine. Weigert compara cette fonction à celle d'un
paratonnerre protecteur situé à l'extérieur d'un édifice. Dans le
terrain biochimique, Swante Arrhenius s'exprime en termes analogues. Le savant chimiste de Stockholm admet que les globules
rouges sont perméables par la saponine et non par la cholestérine ni
par le composé hémolytique cholestérine-saponine. Cette dernière se
répartirait dans le sang entre les globules rouges et le sérum détruisant
ou non les hématies suivant la quantité de cholestrine agissante.
« C'est le poison dissous dans les globules qui exercent une action ;
le poison qui les enveloppe n'ayant aucun effet sur eux ». Dans d'autres
termes, la cholestérine inutilise les récepteurs que possèdent les globules rouges pour la saponine (Matthes, Sachs, Nicolle, Césari
et Jouan).

La signification de ces faits, ainsi que celle de quelques autres analogues, qu'on pourrait citer, permet de passer des constatations purement empiriques à des explications rationnelles et, une fois sur ce
terrain, il serait possible d'arriver à une certaine orientation pour
l'éclaircissement de quelques-unes des nombreuses énigmes entourant
les facteurs qui développent les processus bactéricides et les antituberculeux, c'est-à-dire ceux qui, dans ce cas, créent la résistance de
l'organisme.

Après quelques essais préliminaires qu'il nous fut impossible de
continuer sur des cobayes, ces petits animaux ne tolérant pas longtemps
de grandes dépressions barométriques, nous passâmes à de grands
animaux. Notre première idée fut d'employer le cheval pour nos expériences, mais une erreur commise dans les dimensions de la chambre
pneumatique ne permit pas d'expérimenter sur cet animal, et, pour
utiliser ce dispositif, d'un prix fort coûteux, nous choisîmes l'âne,
animal qui dans notre pays est de petite taille (1).

Ainsi, le 7 juillet 1915, un de ces animaux, jeune, en parfaite santé
et négatif à la maléine, fut enfermé dans la chambre pneumatique.
Un ventilateur électrique, placé à l'intérieur de la chambre, fonc-
tionnait continuellement suivant la technique de Hill, de Londres,
pour des raisons exposées dans la première partie de ce travail. Une
pompe centrifuge aspirante, actionnée par un moteur électrique, entre-

---

(1) Selon qu'il a été démontré par M. Blanc (de Lyon) l'âne est, non pas
réfractaire à la tuberculose d'origine humaine, mais très résistant.

tenait dans l'intérieur de la chambre une dépression correspondant à une hauteur de 6 à 7.000 mètres au-dessus du niveau de la mer. Par la suite, on pourra voir que cet animal ne résiste pas à une dépression supérieure à celle indiquée. L'animal était retiré chaque vingt-quatre heures pour le nettoyage et le remplacement de la nourriture. La température intérieure était à peu près égale à celle du milieu ambiant, l'état hydrométrique toujours un peu supérieur. Il y avait un dispositif spécial pour recueillir les urines de l'animal qui, d'ailleurs, ne fournirent jamais, à la pression indiquée, aucun indice d'un état pathologique quelconque.

Au commencement de l'expérience, le poids de l'animal était de 100 kilogr., température 39°2, et l'examen du sang donna le résultat suivant :

Érythrocytes	4.750.000
Hémoglobine	72 0/0
Leucocytes	16.562

L'examen différentiel donna :

Polynucléaires	43 0/0
Grands mononucléaires	13 0/0
Moyens —	17 0/0
Petits lymphocytes	21 0/0
Éosinophiles	6 0/0
Polynucléaires d'un noyau	42 0/0
— de deux noyaux	41 0/0
— des trois noyaux	14 0/0
— de quatre noyaux	2 0/0
— de cinq noyaux	1 0/0 (1)

Après une augmentation graduelle des éléments du sang jusqu'au 29 mars 1916, quand les érythrocytes arrivèrent au chiffre de 7.593.750, l'hémoglobine à 106 0/0 et que les leucocytes diminuèrent jusqu'à 14.072, il arriva une rapide réduction des érythrocytes, 5.318.750, et de l'hémoglobine, 74 0/0, tandis qu'il y eut une augmentation des leucocytes à 17.313, cette transformation de la formule sanguine survenant après une injection de l'émulsion bacillaire que l'animal recevait tous les huit ou dix jours.

Après cette diminution, il y eu encore une nouvelle réaction hématogène qui atteignit son maximum le 31 mai. Alors les érythrocytes

---

(1) La moyenne de la formule leucocitaire d'après l'examen du sang de six animaux est :

Polynucléaires 41 %; grands mononucléaires 15 %; monon 10 %; petits lymphocytes 21 %; éosinophiles 2 %; Polyn. de I noyau 21%; II 37 %; III 31 %, IV 9 %; V 2 %.

avaient augmenté jusqu'à 7.187.000, hémoglobine 100 0/0, leucocytes 24.687. La formule leucocytaire ne se modifia pas beaucoup pendant tout ce temps et à cette époque (31 mai), elle était :

Polynucléaires 38 0/0
Grands mononucléaires 3,70 0/0
Moyens polynucléaires 14 0/0
Petits lymphocytes 43 0/0
Éosinophiles. 1,3 0/0

Le 8 juin, la constitution du sang était à peu près la même. L'animal fut saigné et il y fut extrait trois litres de sang. Le sérum obtenu de ce sang fut soumis au Dr A. Recio, qui le trouva bactériolytique et précipitant pour la tuberculine de Koch, à froid.

L'animal témoin, soumis aux mêmes injections et au même régime alimentaire, n'offrit rien de particulier dans son sang.

Deux animaux, soumis aux mêmes injections et à la même influence barométrique et offrant les mêmes réactions sanguines, moururent anuriques, quand la dépression barométrique fut supérieure à celle correspondant à 8.000 mètres de hauteur. Avant que l'anurie ne fût complète, nous fîmes plusieurs analyses des urines et nous ne trouvâmes qu'une concentration des éléments normaux. Au bout d'un certain temps, pendant lequel l'insuffisance rénale fut très relative, tout indiquant que l'animal ne se ressentait nullement de cet accident, l'anurie complète se présenta subitement sans qu'aucun moyen employé pût y remédier et l'animal succomba tranquillement sans convulsions et sans modification de sa température excepté à la période préagonique où elle arriva à 40°.

Pas de dyspnée. Le deuxième animal succomba exactement dans les mêmes conditions. L'autopsie que nous pratiquâmes immédiatement après la mort, nous révéla une intense congestion rénale, hépatique et de la rate, surtout rénale ; dans les poumons, quelques points de congestion très disséminés et de petites dimensions, pas d'œdème. Dans le reste de l'organe, la congestion était nulle ou insignifiante. L'examen de la moëlle osseuse nous révéla une prolifération cellulaire accentuée. Au commencement de ces expériences, l'antigène employé consistait dans des émulsions de bacilles de la tuberculose humaine, soumis, pendant trois heures, à une température de 80° ; réduisant progressivement la température pour détruire de moins en moins leur virulence jusqu'à la suppression complète du chauffage, employant les bacilles tels qu'ils sortaient des cultures toujours fraîchement obtenues.

La dose initiale fut de 15 milligr., suspendue dans 1 cmc. de sérum physiologique, en injection intra-veineuse ou intra-trachéale. Dans ces conditions, nous arrivâmes à la dose de 7 milligr. de bacilles non stérilisés, ce qui eut lieu six mois après le commencement de l'expérience.

Nous pûmes observer que les injections neutralisaient dans une certaine mesure l'action hématogène de la dépression barométrique, et, quant à l'animal témoin, soumis aux mêmes injections, on ne put observer aucune régénération sanguine.

Le sérum obtenu du premier animal en expérience était un peu sanguinolent. Ces résultats dans la clinique, en injections sous-cutanées de 8 à 10 cmc., furent très encourageants chez six malades, parmi les onze choisis pour le traitement. D'ores et déjà, nous devons dire que l'épreuve fut faite sur des malades très avancés, avec des ressources insuffisantes. Dans tous les cas, l'alimentation éait au-dessous des besoins de l'organisme. Nous choisîmes cette catégorie de malades parce que, ainsi qu'il est connu, l'état de la plupart des tuberculeux vivant dans de bonnes conditions hygiéniques s'améliore plus ou moins, quelquefois très notablement, sous des influences favorables, et même la maladie offre des pauses spontanées, souvent très prolongées. Donc, étant donné qu'il s'agissait d'individus en pleine misère, sans autres éléments de défense que ceux dont pouvait disposer leur organisme abandonné à ses seules ressources, il serait logique d'attribuer une amélioration quelconque à l'influence de l'agent employé.

Dans les six cas mentionnés, il y eut toujours une tendance d'atténuation de la fièvre et de la tachycardie, jusqu'à disparition complète chez quatre de ces malades. Avec des réactions de foyer, jamais inquiétantes, l'expectoration et les bacilles augmentèrent considérablement après chaque injection. Surtout au commencement du traitement, les bacilles se trouvant fortement agglutinés, fragmentés, en formes d'involution et réduits en grosseurs. En même temps que cette image, on pouvait constater la présence des amas de granulations et de poussière très fine prenant le Ziehl avec les mêmes caractères que les corps bacillaires sans aucun bacille intact reconnaissable. Chez trois des malades traités, les bacilles disparurent de l'expectoration quand elle devint insignifiante.

L'acido-résistance des bacilles était affaiblie et de très courte durée. Dans quelques cas, les préparations se décolorèrent après quelques semaines, malgré un lavage fait avec un soin particulier pour qu'il ne restât aucun vestige de la solution acide décolorante. Sans pousser la décoloration au-delà du temps usuel, tous les bacilles prenaient le bleu de méthylène assez fortement, ce qui leur donnait une coloration violette très foncée, au lieu de la coloration rouge caractéristique qu'ils prennent quand leur acido-résistance est intacte. Les granulations et la poussière exhibées par les préparations offrirent le même phénomène de coloration, ce qui prouve que leur origine était bien bacillaire. Coloré par la méthode de MUCH, ce détritus révéla aussi sa nature tuberculeuse. Dans tous les cas, les bacilles diminuèrent progressivement, en étroite relation avec l'amélioration de l'état général dans des conditions, ainsi qu'il est dit ci-dessus, où l'alimentation était inappropriée en quantité et en qualité.

Fréquemment, l'expectoration contenait des particules, même des fragments, de matières caséeuse de différentes grosseurs. Un des malades expulsa après la quatrième injection un de ces fragments, que nous conservons, de la grosseur d'un gros pois.

Ces fragments, en majeure partie, étaient constitués par de la matière caséeuse renfermant des bacilles, presque tous dégénérés, en quantité énorme.

Dans quelques préparations de cette provenance, la coloration resta sans résultat (méthode de ZIEHL, de MUCH et de GRAMM), ce qui nous fit penser que les bacilles étaient absents. Cependant, il n'en était pas ainsi, puisque les inoculations sur des cobayes donnèrent des résultats positifs.

Devant de tels phénomènes, nous pensâmes à la présence possible d'une lipase, étant donné le rôle de ce ferment dans la défense antituberculeuse, ainsi qu'il s'ensuit des travaux de MM. FIESINGER et MARIE, ferment qui, dépouillant les bacilles de leur enveloppe cireuse, les rendrait susceptibles d'être attaqués par les corps bactéricides existant, plus ou moins, dans tout organisme tuberculeux ; mais nos recherches furent toujours négatives.

La flore bactérienne des « infections secondaires de surface » était éliminée complètement quand les crachats offraient les caractères indiqués, ce qui imprimait à l'image microscopique l'aspect d'une culture pure du bacille de KOCH, ancienne et détériorée.

Contrairement à l'opinion de KOCH et de SPENGLER, qui attribuent des mauvais effets au traitement spécifique dans la tuberculose compliquée d'infection secondaire, rien n'est survenu dans ce sens, dans nos observations, pas même dans les cas où le malade restait plus ou moins passif au traitement.

Comme il a été exposé, l'inoculation des cobayes avec l'expectoration des malades, progressant très favorablement, fut toujours positive, quoique l'infection provoquée eût souvent les allures d'être moins intense, mais, malgré ce résultat, il est évident qu'il s'agissait ici d'un certain degré d'immunité, témoigné par le fait que le ramollissement considérable, à répétition, des foyers tuberculeux, sous l'influence du traitement, n'a jamais produit la moindre conséquence

fâcheuse attribuable à une réinfection quelconque, ou à une intoxi
cation par des endotoxines mises en liberté par la bactériolyse. Au
contraire, les signes de réaction locale et la mobilisation et l'élimination, quelquefois énorme, de bacilles ont toujours coïncidé avec une
amélioration de l'état général et une tendance manifeste du processus
tuberculeux à se localiser et à s'éteindre. Il est hors de doute que ces
sujets, par *la modification du terrain*, ont été transformés en *porteurs*
du bacille tuberculeux sans en souffrir eux-mêmes les conséquences,
exactement comme il arrive chez les diphtériques qui, immunisés
par le traitement sérique (BEHRING-ROUX), hébergent dans leur gorge
des bacilles pathogènes en puissance de toute leur virulence. La
situation est pareille aussi à celle des *porteurs* de germes du choléra,
qui jouissent d'une parfaite immunité contre cette infection.

C'est par ce mécanisme qu'a lieu la guérison spontanée de la tuberculose pulmonaire, c'est-à-dire par la création de l'état réfractaire
du terrain vis-à-vis du bacille phtisiogène. Les résultats des nombreuses
autopsies de BROUARDEL, en France, et de NÆGELY, à Zurich, ont
démontré que le bacille de KOCH se trouve hébergé dans l'organisme
de la majorité des êtres humains adultes (98 0/0), et il est donc évident
que si cette modification du terrain n'avait pas lieu, constamment
et sur une grande échelle, presque toute l'humanité serait devenue
tuberculeuse.

En pathologie comparée, le fait a été constaté maintes fois d'animaux immunisés contre l'anthrax ayant le bacille pullulant dans leur
sang (SOBERNHEIM). Chez les singes inoculés de la syphilis, des spiro-
chètes persistent longtemps logés dans la moelle des os dans des circonstances où tout porte à croire que la guérison s'est réalisée. Le
piroplasme bigeminala (fièvre du Texas), se trouve dans le sang des
animaux *complètement guéris*. Donc, précisément par le fait que les
produits tuberculeux obtenus des malades, *présentant une précession
de tous leurs symptômes*, étaient infectants pour des cobayes neufs (le
plus susceptible parmi tous les animaux à cette infection), il est tout
à fait légitime de conclure *qu'il existait chez les malades traités un état
réfractaire très accentué de l'organisme*. Dans ce cas, le parallélisme est
exact avec ce qui arrive quand les bacilles obtenus des cobayes immunisés (phénomène de KOCH), sont introduits dans l'organisme d'un
cobaye normal avec des résultats positifs. Les effets infectants produits
chez le cobaye par les bacilles éliminés par nos malades, étant donné
l'extrême susceptibilité de ces animaux à l'infection tuberculeuse,
n'excluent pas que la virulence du bacille ne se trouve atténuée.
Nous sommes presque tous bacillifères (NÆGELY), ce sont les causes
secondes, modifiant le terrain, qui nous rendent tuberculeux. Une

trouvaille d'autopsie de HANSEMAN apporte un témoignage des plus démonstratifs de la dualité de la pathogénie de la phtisie pulmonaire. Il s'agit d'une femme de quarante-deux ans chez laquelle il trouva, dans une dilatation bronchiale, le microorganisme en pleine vie exubérante, *sans vestige d'aucune tendance d'invasion des parois de la cavité ni des glandes lymphatiques*. Dans le contenu de la cavité bronchique, il existait de gros grumeaux constitués par des cultures pures du bacille de KOCH sans la moindre trace de dégénération. Inoculés à des cobayes, leur virulence fut trouvée intacte.

Une de nos malades, Mme DE LÉON, citée dans la première partie de ce travail, eut, vingt-quatre heures après la cinquième injection de 10 c. c. du sérum, un accès de toux extrêmement violent qui dura environ dix heures, expectorant une énorme quantité de fragments de matière caséeuse ayant la forme de petites lentilles. Dissociant plusieurs de ces fragments par compression entre deux porte-objets, on trouva qu'ils contenaient des quantités énormes de bacilles de KOCH, fortement agglutinés, en pleine bactériolyse, tous présentant la couleur violette intense déjà décrite. Ces prépations perdirent totalement leur coloration au bout de dix semaines. Après cet accident, la malade resta un an sans fièvre et sans expectoration. Elle se maria avec un tuberculeux et, après accouchement d'un enfant à terme, les symptômes thoraciques reparurent avec fièvre, tachycardie, expectoration muco-purulente contenant des bacilles,etc. C'est alors qu'elle revint nous voir pour recommencer le traitement sérique ; mais ayant perdu, l'un après l'autre, comme il a été dit auparavant, deux animaux que nous immunisions, la malade dut attendre neuf mois jusqu'à ce que nous eûmes du sérum disponible et pendant ce laps de temps son état s'aggrava considérablement. Sa température arrivait presque journellement à 40°, l'émaciation était extrême, la toux incessante et l'expectoration très abondante, le pouls 130 pulsations ; l'examen physique du thorax présentait des signes d'une infiltration plus ou moins complète des poumons et une grande caverne dans le sommet droit. Aménorrhique depuis six mois. La dyspnée était extrême, l'appétit nul, et les aliments qu'elle pouvait se procurer étaient insuffisants et inappropriés à son état (1).

Après la quatrième injection, à notre grande surprise, tous les symptômes subjectifs et objectifs s'atténuèrent d'une manière rapide et très accentuée, et, après la sixième, la fièvre disparut par crise, au

(1) Dans de telles conditions sans aucun espoir d'amélioration mûs par un sentiment d'humanité, cédant à ses instances réitérées, la malade étant convaincue que le traitement aurait sur elle les mêmes résultats que la première fois, nous recommençâmes les injections.

neuvième jour, ainsi que la tachycardie. En même temps, tous les symptômes thoraciques se dissipèrent avec suppression complète de la toux et de l'expectoration. A l'examen physique de la poitrine, il ne resta que les signes occasionnés par les régions sclérosées et ceux correspondant à la caverne tout à fait stationnaire, le poumon gauche se trouvant bridé par une symphyse presque totale, du type décrit par TRIPIER.

Dans le cours de cette transformation inattendue, la malade fut atteinte d'une dysenterie de forme progressive que nous crûmes de cause bacillaire ; mais voyant le contraste si accentué existant entre l'état de ses organes respiratoires et de son intestin, un certain doute surgit dans notre esprit à propos de l'étiologie du désordre dysentérique, et c'est alors que, pratiquant un examen microscopique des matières intestinales, nous trouvâmes qu'il s'agissait d'une dysenterie amibienne, d'une intensité si extraordinaire que le traitement spécifique institué immédiatement, à hautes doses, fut inutile.

Dans aucun autre cas, rien de semblable à cette extraordinaire observation ne se reproduisit.

Il est digne de remarquer que l'emploi du sérum de l'animal témoin, injecté avec le même antigène, ne provoque rien qui puisse être comparé à aucun des effets décrits ci-dessus.

Étant donné le manque d'uniformité dans les résultats favorables, extraordinaires, et en tenant compte de la catégorie des malades, nous pensâmes que les insuccès pouvaient dépendre de ce que le sérum employé n'était pas pur et, finalement, avec plus d'expérience sur sa préparation, nous parvînmes à l'obtenir sans aucun vestige de globules rouges hémolysés, mais les résultats qu'il nous donna furent inférieurs aux premiers.

C'est alors que nous prîmes en considération les travaux de SPENGLER, de DAVOS et de son élève Sophie FUCHS-WOLFING, lesquels semblent offrir la donnée que dans la tuberculose les corps immunisants sont contenus dans l'intérieur des globules rouges, intimement unis avec l'hémoglobine, passant graduellement dans le plasma sanguin au fur et à mesure des nécessités de l'organisme, mais prédominant toujours à l'intérieur des érythrocytes.

Guidés par ce travail, nous nous proposâmes d'employer du sang pur, intégral, hémolysé et administré par la voie gastrique.

Par ce procédé, nous n'obtînmes pas de résultats plus uniformes qu'auparavant, quoique plus notables et plus rapides. Ainsi donc, si, par cette modification, il était possible que nous nous trouvions sur la bonne voie, il était évident qu'il s'agissait uniquement d'un des facteurs pouvant influer sur l'activité du produit, et qu'il restait

encore à déterminer les causes pour lesquelles les résultats ne se produisaient pas plus fréquemment, s'agissant de malades qui, par leur
âge, extension et durée de la maladie et par leurs conditions, se trouvaient dans des circonstances analogues.

Nous avons pensé alors que la difficulté pouvait dépendre de ce que
dans la pathogénie de la tuberculose pulmonaire il s'agit de bacilles
de races ou de variétés différentes et qu'il y en aurait quelques-unes
possédant une stricte spécificité par rapport à son antigène, et que,
par conséquent, il n'existerait pas, dans certains cas, de concordance
entre la variété du bacille infectant et les bacilles employés pour
obtenir le sérum antituberculeux.

Pendant que nous méditions sur cet aspect du problème, il nous
arriva de connaître des publications très notables sur ce sujet, dues
aux docteurs ALLEN et BROWNLEE, de Londres, et HAUSER.

Des expériences d'ALLEN, sur les effets des toxines dérivées des
bactéries des infections secondaires, qui, si fréquemment, compliquent
la tuberculose pulmonaire, il résulte plusieurs faits très significatifs :

1°) « Qu'il y a certaines races (strains), de bacilles tuberculeux dont
« la multiplication peut être accélérée, *in vitro*, par les toxines des
« micro-organismes envahisseurs concomitants ».

2°) « Qu'il y a certaines races de bacilles ne pouvant pas être influ
« encés de cette sorte, ni par les toxines envahissantes concomitantes,
« ni par celles d'une autre origine ».

3°) « Qu'il y a des toxines produites par certaines races de bactéries
« ayant la propriété d'activer la croissance du bacille tuberculeux
« obtenu de l'infection concomitante ».

4°) « Qu'il y a des toxines n'exerçant aucune influence sur le bacille
« provenant de la même source, et qui, cependant, sont parfaitement
« efficientes sur d'autres races du bacille tuberculeux ».

Le Dr ALLEN trouva que les toxines ayant les propriétés décrites
aux n°s 1 et 3 les ont aussi quand il s'agit de bacilles étrangers à l'infection régnante.

Le même auteur trouva aussi que des cultures des dites bactéries,
même âgées de plusieurs semaines, ne produisent aucune accélération
sur les bacilles tuberculeux si les cultures sont stérilisées par filtration
au lieu de l'être par la chaleur, « la présence, dit l'auteur, des éléments
bactériens semble être essentiellement la production de l'effet ».

A ce sujet, si les toxines bactériennes peuvent exercer la même
influence sur l'organisme humain, l'auteur allègue certaine évidence
en faveur de cette possibilité.

HAUSER consigne comme résultat de ses expériences que la virulence du bacille tuberculeux du type humain, obtenu sur plusieurs tuberculeux, varie dans de très grandes limites. Il a trouvé des races d'une virulence si faible qu'il a fallu des inoculations répétées dans l'œil du lapin pour lui rendre sa virulence ordinaire.

De son côté, le Dr BROWNLEE, dans une notable contribution parue en 1916 dans le *Public Health*, comme relation préliminaire de son étendu travail analytique des relevés de décès par phtisie du Registrar General, trouva que les résultats de l'analyse de ces statistiques offraient des données importantes. « Ils fournissent l'évidence que la « phtisie n'est pas une maladie de type unique, mais d'au moins deux « et peut-être trois, distingués par les caractères de leur incidence « dans les différents âges » :

« Premier type : mortalité maxima, de 20 à 25 ans » ;

« Second type : mortalité maxima, de 45 à 55 ans » ;

« Troisième type : mortalité maxima, de 55 à 65 ans ».

Les conclusions auxquelles l'auteur arrive, après une minutieuse étude de trois types, qu'il serait trop long d'exposer ici, sont les suivantes :

« Les résultats de cette investigation conduisent, je crois, dit-il, « que la maladie connue comme phtisie pulmonaire n'est pas une « maladie unique, comme on le comprend généralement, mais plutôt « un groupe de maladies entrant en ligne avec la fièvre typhoïde et « la dysenterie bacillaire, les deux connues comme formant un groupe « de maladies dans lesquelles les organismes en cause possèdent des « propriétés similaires et produisent des fièvres ayant presque le « même cours.

« Si cette conclusion se trouve justifiée, elle doit être suivie de beau-« coup d'autres, importantes. Par exemple, en partant de l'analogie « avec d'autres maladies, il paraîtrait que, si l'on adopte un traite-« ment quelconque par des vaccins et sérums, il serait nécessaire de « pourvoir à ce que ces vaccins ou sérums soient produits avec l'orga-« nisme approprié. Il est inutile de tâcher de protéger contre la fièvre « paratyphique avec un vaccin antityphoïde et la même assertion est « vraie par rapport à d'autres maladies analogues. Ainsi, on peut « facilement s'imaginer que le traitement avec la tuberculine aura peu « ou point d'effet sur le cours de la phtisie, s'il y a des différences entre « les races de bacilles tuberculeux comparables à celles trouvées entre « l'organisme de la fièvre typhoïde et de la paratyphoïde. Cette possi-« bilité peut expliquer la différente valeur attribuée par les médecins « aux propriétés curatives de la tuberculine......

« Ce point de vue serait en complet accord avec mon expérience « sur le traitement de la phtisie par la tuberculine, sur laquelle je ne « peux consigner avoir jamais vu aucun bénéfice démontrable......

« L'autre point important est qu'il ne paraît pas y avoir d'évidence
« statistique que le type jeune adulte de la phtisie soit affecté à aucun
« degré par le milieu ambiant. Sous ce rapport, elle paraîtrait ressem-
« bler à la scarlatine, car, dans le cas de cette maladie, il y a très peu
« de preuves, dans aucune ville, qu'elle soit plus fréquente dans les
« faubourgs les plus peuplés que dans les meilleurs quartiers. Il peut
« en être ainsi de cette distribution de la maladie pendant un certain
« temps, mais jusqu'où vont mes observations, ce n'est pas un phéno-
« mène général. Quand elle est positivement propagée par le lait, il
« arrive notoirement le phénomène contraire, puisque le tant pour
« cent des cas dépend de la quantité de lait consommé et cette quantité
« est plus grande parmi les meilleures classes que chez les pauvres.
« La forme de phtisie *jeune adulte* paraît obéir à la même loi, étant
« aussi fréquente dans les meilleures classes que chez les plus pauvres.
« Le nombre de cas de ces types ayant lieu dans des maisons émi-
« nemment salubres est extrêmement surprenant, ainsi qu'il en est
« de la connaissance immédiate de tout médecin exerçant dans un
« district dans lequel prédomine le type jeune adulte de la phtisie.

« Le troisième point d'importance paraît être que l'épidémiologie
« des deux types principaux de la phtisie, c'est-à-dire le type adulte
« et le type de l'âge moyen, soit différente. Ainsi, la présente épidémie
« de phtisie parmi la jeunesse atteignit son maximum à quelque
« époque de la moitié du siècle dernier, tandis que l'épidémie de phtisie
« parmi les personnes de l'âge moyen atteignit son maximum il y a
« exactement cent ans......

« La quatrième conclusion qu'on peut certainement tirer, si la dis-
« cussion dans les pages précédentes est correcte, est en relation avec
« les arguments basés sur l'altération ayant eu lieu dans la moyenne
« des âges, dans laquelle a lieu la mort par la phtisie. Il a été objecté
« que, parce que la moyenne des âges dans laquelle a lieu la mort par
« phtisie a été continuellement ascendante, la population est devenue
« plus immune, soit par l'élimination des personnes ou bien à cause de
« meilleures conditions hygiéniques. Il est facile d'avancer un sem-
« blable argument, et comme, *a priori*, il paraît plausible, il est diffi-
« cile de la réfuter. Cependant, une telle ascension de la moyenne des
« âges a lieu nécessairement, si le type de la phtisie qui disparaît le
« plus rapidement est celui qui se produit chez les jeunes adultes,
« comme il a été démontré être le cas très probablement. Ce point
« simplement mentionné sera discuté à une date prochaine ».

Le savant bactériologiste espagnol FERRAN, défenseur de la diver-
sité des races du bacilles de KOCH, et cela en se basant sur des travaux
suivis depuis très longtemps, travaux ayant mérité les plus grands

éloges de plusieurs savants, à propos de la variabilité de la bactérie qu'il appelle « alpha », laquelle, d'après lui, serait la source première du bacille tuberculeux, s'exprime en ces termes : « Autant il y a de « races parmi les bactéries « alpha », autant il y en a aussi des bacilles « de Kocu acido-résistants. C'est pour cela que nous insistons pour « manifester que la spécificité dans chaque milieu vivant ou mort est « très particulière ».

Dans le terrain anatomo-pathologique, la complexité pathogénique des édifications bacillaires, la différente localisation : formes granuleuses développées aux dépens des cellules du tissus conjonctif et formes lobulaires développées aux dépens des cellules endothéliales, alvéolaires, accusent vraiment des différences très profondes et BARD, conséquent avec sa conception, étayée de si justes raisonnements, au sujet de la spécificité cellulaire et de celle de l'action des causes et des fermentations pathogènes, demande « s'il n'y a pas lieu, même « au point de vue bactériologi ? et expérimental, de revenir sur la « théorie unitaire de la tuberculose et s'il n'est pas plus sage de se « contenter d'admettre la nature infectieuse de toutes ses formes, « tout en laissant en suspens la question de l'unicité ou de la pluralité « des espèces de ses agents pathogènes.

« Les différences de siège topographique, et surtout de localisation « cellulaire des formes granuleuses et des formes lobulaires nous ont « fait admettre depuis longtemps entre elles des différences profondes ».

Guidés par ces idées, et en même temps à cause du manque d'uniformité dans les résultats thérapeutiques obtenus avec le sérum et le sang que nous avions préparés, malgré les résultats réalisés dans certains cas, véritablement extraordinaires, ce qui démontrait que l'agent employé possédait évidemment des propriétés antituberculeuses énergiques, nous entreprîmes de faire des cultures du bacille de Kocu, employant l'expectoration des dix-huit malades que nous avions en traitement et aussi les produits tuberculeux pris sur cinq cobayes et cinq lapins, qui avaient été inoculés avec un mélange de bacilles de différentes origines. Avec ce *matériel*, nous procédâmes à l'inoculation de l'âne en expérience, et nous pensâmes que par ce moyen, nous arriverions à inclure dans l'antigènede cette origine, les variétés, supposées, de bacilles pouvant exister chez nos malades et chez les animaux tuberculeux.

En outre, craignant que les propriétés des bacilles pourraient être modifiées en les soumettant à des subcultures, nous avons toujours employé dans les inoculations les cultures primitivement obtenues.

Au point de vue des effets de l'émulsion bacillaire ainsi préparée, sur l'hématopoïèse des animaux, les choses ne se modifièrent que peu, car si l'injection ne déprimait pas immédiatement cette fonction, il était évident qu'il devenait chaque fois plus difficile et plus long de l'exalter au moyen de l'influence de la dépression barométrique, cette fonction restant plus ou moins longtemps avec des oscillations négatives, sans qu'il fût possible d'arriver à déterminer un ordre quelconque dans la conduite de ces variations. Il va sans dire que chez l'animal témoin l'influence nuisible des injections sur l'hématopoïse était plus accentuée et de plus longue durée.

Quant aux effets cliniques obtenus par le sang hémolysé, les résultats furent plus rapides dans certaines circonstances, mais sans augmentation sensible dans le nombre des résultats favorables. A ce propos, deux observations sont particulièrement intéressantes. Dans l'une, il s'agissait d'un jeune homme de vingt-quatre ans, avec les symptômes d'une tuberculose commençante du sommet gauche, avec quelques bacilles dans ses crachats, réduction accentuée de la zone sonore de KRÖNIG, légèrement fébrile, qui, après la quatrième dose *per os* de 3 c. c. de sang, à huit jours d'intervalle, pendant un violent accès de toux expulse un fragment de matière caséeuse de la grosseur d'un gros pois, riche en bacilles. Après cet événement, tous ses symptômes se modifièrent à tel point qu'il paraissait jouir d'une bonne santé.

Dans la deuxième observation, il s'agit d'un individu de 28 ans, célibataire, atteint de tuberculose très avancée, en pleine période de ramollissement des deux sommets, et le reste des poumons plus ou moins affecté jusqu'aux bases, expectoration très abondante et très riche en bacilles ; infection secondaire insignifiante. État subfébrile, pas constant.

L'élément urgent chez ce malade était une dysphagie extrêmement douloureuse, rendant la déglutition presque impossible.

La phonation était réduite à un chuchotement.

A l'examen laryngoscopique, nous trouvâmes une énorme infiltration tuberculeuse, avec périchondrite, de toute l'épiglotte, sans ulcération, au moins du côté lingual de l'opercule. L'inspection de l'intérieur du larynx fut impossible à cause du volume de l'épiglotte.

Désireux d'observer les effets du sang hémolysé sur une lésion si prononcée, pouvant être examinée *de visu*, nous soumîmes le malade à ce traitement par la voie gastrique, à des doses de 3 c. c. L'effet immédiat fut une augmentation considérable de l'expectoration et une exacerbation de la température d'un degré environ, d'une marche très irrégulière, le pouls, qui était de 110, ne fut pas modifié.

Le jour suivant la prise de la cinquième dose (3 c. c.), le malade se réveilla pouvant avaler parfaitement et sans le moindre vestige de douleur. À l'examen laryngocospique, nous pûmes constater, non sans surprise, que toute l'infiltration de l'épiglotte avait été tout à fait éliminée, ainsi que les deux tiers supérieurs du cartilage, et il ne restait de cet organe que la base recouverte de son périchondre grossi, d'un aspect grenu et très congestionné.

En examinant soigneusement le crachoir lui ayant servi pendant la nuit, nous ne trouvâmes aucune trace de la masse disparue et, en conséquence, il était évident que le malade avait dû l'avaler pendant son sommeil. En l'interrogeant, il fut très explicite, affirmant qu'en se couchant le trouble de la déglutition était aussi pénible qu'auparavant.

L'inspection du larynx fut alors possible et nous trouvâmes des dépôts tuberculeux de tous les segments postérieurs du larynx, sans perte de substance.

Ce sujet, inintelligent et d'une conduite très irrégulière, ingouvernable, s'illusionna par l'amélioration de ses souffrances et, ayant comme auparavant très peu de fièvre, recommença sa vie désordonnée, préjudiciable en tous sens, et, sur nos réprobations de ses habitudes, il nous abandonna. Postérieurement, nous sûmes que son infection pulmonaire progressait et qu'il succomba, sans retour du trouble de sa déglutition.

Nous croyons que les médecins ayant une certaine expérience en laryngologie trouveront cette observation exceptionnelle. Quant à nous, nous pouvons affirmer que, depuis plus de trente ans que nous nous occupons de cette spécialité nous n'avons jamais vu une infiltration de cet opercule de telles proportions disparaître si subitement, pas même sous l'influence de l'acide lactique, ni du galvano-cautère (KRAUSE-HERING).

En tenant compte des effets du traitement sur la température, sur la quantité et la constitution de l'expectoration, particulièrement de la bactériolyse avec agglutination, réduction de l'acido-résistance et de la diminution progressive des bacilles jusqu'à leur disparition dans quelques cas, ces phénomènes coïncidant avec un état général et local très favorable, sans phénomènes d'intoxication, chez des malades ambulants avec une alimentation insuffisante, il paraît possible d'inférer qu'il s'agit d'un agent ayant certaines propriétés antibacillaires et antituberculeuses : immunisation du terrain. Mais comme, par la nouvelle technique employée pour les inoculations de l'animal fournissant le sang, les effets thérapeutiques ne se modifièrent pas d'une manière accentuée, dans la direction cherchée, nous pensâmes alors qu'il était probable que les propriétés antigènes du micro-organisme se trouvassent modifiées défavorablement sous l'influence du milieu de culture.

Cette manière d'envisager la question fut renforcée par la connaissance de certaines observations de METCHNIKOFF et de BORDER (1896), montrant que le choléra-vibrio, comme effet de certaines altérations dans le substratum nutritif (contact avec des leucocytes), résiste au pouvoir agglutinant du sérum correspondant. Il en est de même des observations de GROSSBERGER et SCHATTENFROH, conduites avec le micro-organique de l'anthrax symptômatique, démontrant que les modifications produites par le milieu de culture arrivent à un tel extrême qu'elles suppriment complètement le pouvoir agglutinant d'un sérum actif ; puis encore celles de BORDET, des plus conclusives, avec le bacille de la coqueluche. Ce savant cultivant ce micro-organisme dans un milieu d'agar et dans un autre riche en sang défibriné, utilisant des organismes de même origine, obtint des sérums de différentes propriétés, c'est-à-dire que le sérum du lapin traité avec les organismes cultivés en agar, agglutine énergiquement les bacilles cultivés exclusivement sur ces milieux, tandis que le sérum provenant des cultures dans du sang défibriné agglutine les deux sortes de bacilles.

Selon l'interprétation de ce savant, ces différences seraient dues à ce que le micro-organisme peut perdre complètement l'antigène qui se combine avec l'anticorps et qui constitue sa principale caractéristique, se comportant alors, en ce qui concerne le sérum, comme s'il s'agissait d'organismes appartenant à des espèces distinctes. En présence de tels phénomènes, BORDET, avec GROSSBERGER et SCHATTENFROH, affirment que des cultures bactériennes faites dans des milieux artificiels, trop différents par leur constitution des fluides de l'organisme, ne sont peut-être pas appropriés à être employés pour l'obtention des sérums thérapeutiques. « Il est peut-être possible que les « bactéries développées dans ces milieux trop artificiels (bouillon, « agar, et stérilisés à l'autoclave), n'arrivent pas à former tous les « antigènes qu'ils produisent dans l'organisme animal pendant les « infections, et qui seraient affectés par les anticorps appropriés » (BORDET).

F.-G. GAY, dans ses réflexions sur l'immunisation antistreptococcique, et dans ses appréciations sur l'inefficacité relative du sérum de MARMOREK, dit que l'œuvre de ce bactériologiste, corroborée par des observations ultérieures, suggère qu'il serait peut-être mieux de traiter les infections humaines avec le sérum d'animaux immunisés par des races de streptocoques *humanisés*, c'est-à-dire par des races cultivées sur du sang ou des tissus humains ou bien récemment isolées de cette source.

C'est un fait acquis (BORDET), que, dans quelques cas, la valeur vaccinale des micro-organismes dépend de la nature du milieu sur lequel ils se développent, et, pour certains virus, il est hors de doute que les microbes provenant d'un organisme vivant ont un pouvoir vaccinant très supérieur à celui des microbes cultivés sur un milieu artificiel, inerte. C'était le cas, lorsque ROUX et CHAMBERLAIN réussirent à vacciner les animaux contre le charbon symptômatique et la gangrène gazeuse en injectant l'exsuda filtré provenant d'animaux infectés.

D'après ROWLAND, les bacilles pesteux tués agissent mieux lorsqu'ils proviennent d'une culture faite sur le sérum de cheval que lorsqu'ils sont obtenus d'une culture sur le bouillon.

La loi de MARFAN, établissant que l'on ne contracte presque jamais la tuberculose pulmonaire « évidente et en évolution » chez des sujets qui pendant l'enfance ont été atteints d'adénite tuberculeuse suppurée du cou, et qui en ont complètement guéri avant l'âge de quinze ans, est une preuve clinique d'une très grande valeur, prouvant l'importance du milieu où se développent les bactéries pour la production des substances vaccinales.

Léon BESNARD et MASSELOT ont apporté les résultats de leur enquête sur ce sujet. Sur 1.046 cas de tuberculose pulmonaire chronique, 80,6 0/0 de ces malades adultes n'ont présenté les antécédents d'aucune localisation tuberculeuse antérieure.

Dans la dernière guerre, il a été constaté que les races primitives sont celles qui ont été le plus atteintes par la tuberculose. L'étude faite par le Dr CUMMINS, du Royal Army Medical Corps, met ce fait en relief d'une manière frappante. C'est ainsi que, dans une certaine période, parmi 1.500.000 individus de l'armée anglaise, il y eut 2.881 cas de tuberculose, et 165 décès, tandis que parmi 11.000 Cape Boys et Kaffirs, il y eut 327 cas et 182 décès ; les deux groupes ayant été examinés au sujet de la tuberculose avant d'être envoyés en France, sans offrir d'antécédents. La division indienne fut affectée par la maladie dans la proportion de 24,4 0/0 en opposition à 1,1 0/0 dans l'armée anglaise. La division de l'Ile Fidji dut être rapatriée à cause des ravages qu'elle subit. Les médecins français firent d'égales observations, BORELL consigne que, parmi les Sénégalais, l'incidence fut extrêmement élevée avec tendance à une rapide généralisation et marche rapide vers l'issue fatale. Dans les autopsies, on observa l'absence de réaction fibreuse, et aussi l'absence de lésions comparables à celles des enfants, du cobaye et du singe, et peu de tendance à prédominer dans les poumons avec des lésions ulcéreuses.

La médecine expérimentale a proclamé « l'exactitude et le haut intérêt » de la loi de MARFAN entre les mains du professeur CALMETTE, et ce savant, s'appuyant sur ses propres et importantes observations chez les animaux artificiellement infectés, en déduit que cette action protectrice vis-à-vis des surinfections s'évanouit lorsque le foyer « latent » ne renferme plus de bacilles, ceux-ci ayant été éliminés ou détruits sur place.

D'après les mémorables travaux de PASTEUR, de CHAUVEAU et de leurs élèves, il résulte que, parmi les diverses fonctions des microbes, celle qui résiste le plus, en général, aux modifications imprimées à leur biologie et morphologie par les influences perturbatrices, est celle qui a trait à l'élaboration des substances des propriétés immunisantes. CHAUVEAU, par exemple, est arrivé à produire une dégénération de la bactéridie au point de la rendre inoffensive pour les jeunes souris, et cependant, dans cet état *avirulent*, elle conserve une certaine action sur l'accroissement de la résistance.

En présence de cette donnée acquise, pour la science, et des nombreux insuccès de tous les efforts pour arriver à produire une immunisation antituberculeuse chez l'homme, on peut conclure que, dans le cas du bacille tuberculeux humain, c'est le contraire qui a lieu, c'est-à-dire que ce sont ses propriétés vaccinales les plus facilement détériorées, au moins lorsqu'il se développe hors de son milieu nutritif humain.

Nos idées étant orientées par cette donnée, nous nous employâmes à utiliser des bacilles procédant des cultures qui ont lieu au sein du *terrain pulmonaire humain* sans les transporter dans aucun autre milieu nutritif, c'est-à-dire provenant directement des sujets atteints de tuberculose pulmonaire.

Ayant cet objet en vue, nous sélectionnâmes des crachats de tuberculeux à la période cavitaire, dont l'histoire clinique nous permettait de conclure que *l'excavation existante était de formation plus ou moins récente*, avec tendance de la maladie à se localiser. Le pourquoi de cette sélection sera exposé par la suite de ce travail.

La technique employée fut la suivante : Le soir, avant le coucher des malades, scrupuleux nettoyage de la bouche et de la gorge à l'eau oxygénée, avec prohibition de ne prendre aucun aliment après cette opération, et, pour apaiser la soif, de l'eau stérilisée. Le jour suivant, le matin à jeun, nettoyage de la bouche et de la gorge avec de l'eau distillée et stérilisée, excluant toujours les individus ayant une affection quelconque des gencives, des dents ou du pharynx.

L'expectoration était reçue dans des bocaux aseptiques et étalée avec une spatule sur des plaques de verre stérilisées ayant $0,20 \times 0,20$ de surface.

Les crachats étaient étendus sur chaque plaque en quantité suffisante pour que la couche fût distribuée régulièrement le plus mince possible, afin que la chaleur à laquelle elle devait être soumise agisse uniformément sur toutes les bactéries contenues.

Cette opération terminée, les plaques étaient immédiatement placées dans une étuve et soumises pendant six heures à une température de 80°. Au bout de ce temps, elles étaient retirées et la préparation râclée et pulvérisée.

Le produit ainsi préparé offrait un aspect semblable à du son très fin, offrant de petites particules brillantes, ayant l'odeur douceâtre caractéristique des cultures du bacille tuberculeux. Ce matériel était conservé dans l'obscurité dans une atmosphère maintenue sèche par le chlorure de calcium.

Pour commencer nos essais, nous prîmes quinze grammes de ce produit qui, mêlé à 60 c. c. d'eau distillée et stérilisée, furent violemment agités pendant plusieurs heures avec des perles de verre au moyen d'un appareil mécanique *ad hoc*. Nous laissions reposer l'émulsion obtenue dans la glacière, jusqu'à ce que les particules les plus pesantes fussent déposées au fond du réceptacle, le liquide surnageant offrant un aspect louche opalescent.

Avec ce liquide (2 c. c.), furent inoculés par injections hypodermiques, à la surface interne de la cuisse, onze cobayes, négatifs à la tuberculine, recevant chacun la dose indiquée deux fois avec trois jours d'intervalle. Antérieurement, six autres furent inoculés dans les mêmes conditions avec l'émulsion fraîchement préparée sans avoir été sédimentée, avec trois jours d'intervalle. Les résultats, comme il était à prévoir, ne furent positifs dans aucune des deux séries, et la réinjection avec la tuberculine fut par conséquent négative. Le seul phénomène observé fut que, dans quelques cas, la température fut réduite temporairement de 1° et quelquefois un peu plus. A cette époque, 5 cobayes tuberculeux, inoculés depuis quelques semaines, furent soumis au traitement par l'émulsion en injections hypodermiques.

Après ces essais préliminaires, nous commençâmes à inoculer par la voie hypodermique les deux ânes en expérience, en leur injectant chaque jour 25 centigr. de l'émulsion sédimentée, augmentant graduellement les doses pour arriver à 75 centigr. le cinquième jour, et alors, 24 heures après cette dernière injection (25 mars 1920), nous pûmes constater que l'hémoglobine avait augmenté de 20 0/0 chez l'animal enfermé dans la chambre pneumatique et de 10 0/0 chez l'animal témoin. N'ayant pas analysé le sang avant la première injection, nous ignorons le moment exact du commencement de la réaction hémoglobinique.

Immédiatement après la première injection, la constitution du sang des deux animaux était :

Animal enfermé dans la chambre pneumatique		Animal témoin
Érythrocytes............	6.576.000	4.832.000
Hémoglobine............	85 0/0	76 0/0
Leucocytes	16.000	11.000

La formule leucocytaire sans modification accentuée.

Le 3 avril suivant, nouvelle injection de 5 c. c. à chaque animal, et, après une légère augmentation de l'hémoglobine 24 heures après, la régénération sanguine commença à s'accentuer le 11 avril et, le 13, les chiffres correspondant à l'hémoglobine étaient :

Premier animal : 109 0/0 ; animal témoin : 89 0/0.

Le 21 avril, sans une nouvelle injection, l'analyse du sang montra :

	Animal enfermé	Animal témoin
Érythrocytes............	9.880.000	5.450.600
Hémoglobine............	125 0/0	89 0/0
Leucocytes	20.800	17.320

Le 10 mai, injection de 5 c. c. sans influence sur les éléments figurés ni sur l'hémoglobine et l'image leucocytaire était :

	Animal enfermé	Animal témoin
Polynucléaires	10 0/0	16 0/0
Grands mononucléaires ...	38 0/0	39 0/0
Moyens mononucléaires ..	28 0/0	16 0/0
Petits lymphatiques	20 0/0	28 0/0
Éosinophiles............	3 0/0	1 0/0
Mégalocytes	1 0/0	0

Les inoculations furent répétées à la même dose chaque huit jours, et, le 3 juillet suivant, la situation du sang était la suivante :

	Animal enfermé	Animal témoin
Érythrocytes............	13.151.000	7.102.000
Hémoglobine............	99 0/0	79 0/0
Leucocytes	28.000	16.000
Formule leucocytaire :		
Polynucléaires	17 0/0	31 0/0
Grands mononucléaires ...	7 0/0	12 0/0
Moyens mononucléaires ..	21 0/0	46 0/0
Petits lymphatiques	52 0/0	7 0/0
Éosinophiles............	3 0/0	4 0/0

Les seuls résultats observés sur la marche de la température furent de fréquentes réductions de 1° à 1° 1/2 qui durèrent quelques heures pour revenir à la température normale.

Ces frappants résultats s'obtinrent aussi sur le cheval, le veau, le chien, le lapin et le cobaye ; mais, à propos de ces animaux, ayant perdu les notes, nous ne pouvons fournir des données exactes.

Au mois d'août, frappés par une grand malheur de famille, nous fûmes obligés d'interrompre nos expériences à cause du voyage que nous devions entreprendre pour améliorer notre santé. A notre retour, nous ferons connaître les résultats cliniques obtenus avec le sang sous l'action de ce nouvel antigène (1).

En résumé, il est évident que le produit employé exerce une action marquée sur la génération sanguine, et, quoique la formule leucocytaire se soit comportée très irrégulièrement sans nous permettre de découvrir sa tendance définitive, à cause peut-être du nombre restreint des observations, d'ores et déjà nous pouvons consigner que les polynucléaires étaient caractérisés par l'abondance de leur protoplasme et le grand développement de leur noyau.

Ces phénomènes contrastent avec ceux provoqués par les inoculations d'émulsions préparées avec des bacilles morts ou vivants, cultivés sur des milieux artificiels inertes, qui, ainsi que nous l'avons vu, arrivèrent à produire une anhématopoïèse, et, comme la réaction favorable obtenue sur l'hématopoïèse avec la modification introduite dans l'agent injecté coïncidait précisément avec la réaction que nous cherchions à produire par la dépression barométrique, pour renforcer la réponse immunisante à l'incitant employé ou pour mieux dire à son élément antigène dominant selon la conception de Nicolle, nous commençâmes à étudier sur nos malades ses effets.

Il était évident, d'après les épreuves chez les cobayes, que les inoculations étaient dépourvues de tout inconvénient grave et il y avait en outre comme précédent, pour nous encourager à suivre cette voie, le fait que dans la clinique vétérinaire on emploie journellement des produits pathogéniques, desséchés par la chaleur, pour combattre avec succès le charbon symptômatique et la gangrène gazeuse, résultat des expériences d'ARLOING, COURMON et THOMAS, ROUX et CHAMBERLAIN ; méthode utilisée systématiquement à l'Institut Sérothérapique de

----

(1) Malheureusement à cause des grandes dépenses nécessités par le fonctionnement de la chambre pneumatique et du personnel nécessaire et ayant déjà abusé de nos ressources, force nous fut de supprimer ce dispositif, mais d'ailleurs les injections ayant une influence décisive sur l'hématopoïèse, nous avons l'espoir que les résultats auront un cours parallèle avec ceux produits sous l'influence de la dépression barométrique.

Rotterdam pour vacciner contre ces infections, introduisant sous la peau des fragments de coton imprégné de spores des micro-organismes en cause, desséchés par la chaleur (1).

Les malades que nous pûmes traiter étaient au nombre de 22, décomposés en quatre groupes :

1er GROUPE. — 3 cas à la période du début de la maladie, avec la triade de Morton et des signes révélateurs dans un seul sommet.

2e GROUPE. — 4 cas à forme pneumonique chronique. Chez trois, les deux sommets étaient envahis.

3e GROUPE. — 12 cas à la période ulcéreuse, dont 9 avaient une seule caverne et les trois autres deux, une dans chaque sommet.

4ee GROUPE. — 3 cas de tuberculose laryngo-pulmonaire.

Durée de la maladie : de huit mois à quatre ans. Tous, plus ou moins fébriles.

Les cas appartenant aux 2e, 3e, 4e groupes avaient des bacilles dans les crachats très abondants.

Les 3e et 4e groupe comprenaient des sujets de cette étape sociale décrite par C. BOOTH, dans son étude sur les pauvres de Londres, se trouvant « au-dessous de la ligne de la pauvreté ».

Tous les malades se trouvant à la période ulcéreuse avaient une infection mixte concomitante, et non seulement la plupart pouvaient être considérés comme voués à une mort certaine, mais aussi sans aucun espoir de soulagement et de prolonger leur existence par les moyens usuels.

Les résultats du traitement furent les suivants :

1er GROUPE. — Guérison apparente après cinq mois de traitement.

2e GROUPE. — Deux cas offrirent une amélioration notable et deux sans résultats favorables soutenus.

3e GROUPE. — Des 9 malades ayant une seule caverne, chez 7 les résultats obtenus furent très notables et chez 2 véritablement extra-ordinaires. Quant aux sujets ayant deux cavernes, chez un seul la maladie fut modifiée par le traitement.

Des trois cas de tuberculose laryngo-pulmonaire appartenant au 4e groupe, deux furent apparemment guéris et le troisième très amélioré.

____

(1) Des inoculations de crachats de tuberculeux avec le propos d'immuniser contre cette infection ont été faites par Cavagnis, de Venise, (1888) et par Passini et Wettgenstein, de Vienne (1911). Le premier employa des crachats dilués, à des doses croissantes, choisissant le lapin pour les expériences. — Les résultats furent négatifs. — Les seconds employèrent des crachats liquéfiés, les plaçant sous une atmosphère de toluol, sous une pression atmosphérique croissante puis filtrés. — Ces auteurs crurent par ce moyen avoir réalisé des antoinoculations *idéales*, mais à ce qu'il paraît, les résultats ne répondirent pas à leurs espérances.

Dans tous les cas, le traitement ne put être continué que pendant cinq mois et demi, à cause des circonstances qui nous obligèrent à abandonner notre pays.

Il est à signaler que l'alimentation des malades ne put être améliorée et qu'aucun d'eux ne put être soumis au repos corporel. En termes généraux, la marche des événements, dans le cas favorable, fut la suivante : diminution progressive de la toux et de l'expectoration, après une augmentation initiale avec des réactions de foyer, jusqu'à la complète disparition, surtout chez ceux qui se trouvaient à la période ulcéreuse ; élimination très abondante des bacilles, dégénérés, suivie d'une diminution plus ou moins progressive dans les intervalles des injections, et, dans quelques cas, leur disparition quand l'expectoration était proche à se faire ; réduction de la température et de la tachycardie. Augmentation du poids *sans aucune modification quantitative ni qualitative ni régime alimentaire très insuffisant.* Néoformation sanguine rapide, quelquefois très accentuée dans le premier moment, suivie d'une régression plus ou moins prononcée, mais la richesse globulaire et hémoglobinique restant toujours *au-dessous* du chiffre atteint avant le commencement du traitement.

Voici la relation de quelques-unes des observations :

GROUPE 1. — *Obs. 1.* — Mademoiselle D. L., 25 ans, couturière, père alcoolique, mort de cirrhose hépatique. Mère en bonne santé, ainsi que deux frères.

Toujours en bonne santé, elle commença à se sentir défaillante et légèrement fébrile six mois après une bronchite très tenace. Ses ressources étant très limitées, elle ne put en aucun moment suspendre son travail. Son état, au moment de la première consultation, était : poids 56 kgr., pouls 98, température entre 37,8 a. m. et 38,2 p. m. Menstruation irrégulière. Toux sèche, opiniâtre, avec très peu d'expectoration, muco-purulente. De très rares bacilles décélés après homogénéisation par la méthode d'ELERMAN et ERLENDEN. Vomissements alimentaires de temps en temps, après des quintes de toux. Réaction positive à la tuberculine. Examen physique : signe évident d'une infiltration au début, au sommet droit. Réduction très accentuée de la zone sonore de KRÖNIG. Dans ces conditions, la malade reçut chaque dix jours en injections hypodermiques de l'émulsion filtrée, commençant par 0 gr. 25 centigr., en augmentant graduellement jusqu'à employer 1 c. c. La constitution du sang immédiatement avant le commencement du traitement était : globules rouges 3.465.000, hémoglobine 55 0/0, globules blancs 5.800. Après la cinquième injection, tous les symptômes commencèrent à s'atténuer et quand nous la vîmes pour la dernière fois, au mois d'août, elle offrait tous les indices d'une excellente santé. Signes physiques absents, sans fièvre ni toux depuis deux mois. Son poids était de 70 kgr. Pouls 78. Le résultat de l'examen du sang fut : globules rouges 4.567.209, hémoglobine 78 0/0, globules blancs 8.197.

Les résultats obtenus dans les deux autres cas de ce groupe ayant suivi une marche tout à fait analogue, quoique plus lente, il est inutile de les décrire. Nous remarquerons seulement que la réaction sanguine fut faible comparée avec celle du premier cas et que la nutrition générale ne fut pas si accentuée. Ces deux cas, comme le premier, avaient de très rares bacilles dans les crachats, qui disparurent. Dans ces trois cas, les réactions de foyer furent très faibles.

Groupe II. — Il s'agit ici de trois hommes de 26, 32 et 43 ans respectivement, et d'une femme de 30 ans.

Groupe II. — *Obs. I.* — Homme de 26 ans, célibataire, étudiant, sans antécédent tuberculeux. Malade depuis dix-huit mois, après une grippe de moyenne intensité. Toux, fièvre, émaciation. Bacilles dans les crachats, muco-purulents, correspondant au n° 3 de l'échelle de Gaffky. Pouls 118. Température aux environs de 37,7 à midi, et 38,5 p. m. Poids 55 kgr. Dyspnée. Signes physiques d'une infiltration bien caractérisée de la moitié supérieure du lobe droit, franchement évolutive.

Sang : globules rouges 3.757.500, hémoglobine 67 0/0, globules blancs 5.342.

Après trois mois de traitement, les résultats furent insignifiants sous tous les rapports et le malade succomba à une hémoptysie foudroyante. Le seul symptôme influencé fut sa température, qui avait déjà une tendance à décroître quand l'accident hémorragique eut lieu.

Obs. II. — Homme de 43 ans, marié, Syrien, commerçant, pas d'antécédents tuberculeux. Syphilitique (Wassermann positif). Malade deux ans. Commencement brusque par une hémoptysie de moyenne intensité. Depuis, fièvre rémittente oscillant entre 37,8 et 39,4. Très dyspnéique. Poids 65 kgr. Pouls 118, urine normale. Expectoration muco-purulente, abondante, contenant des bacilles correspondant au n° 4 de l'échelle de Gaffky. Infection mixte accentuée.

Infiltration du sommet droit et de la moitié supérieure du poumon gauche ; matité, souffle bronchique, craquement après la toux au foyer de Fowler. Signes de pleurésie apicale du côté droit. Sang : globules rouges 3.957.900, hémoglobine 68 0/0, globules blancs 5.430. Dans ce cas, les résultats du traitement furent absolument négatifs. La formule sanguine se modifia très peu et, après chaque injection, il y avait des réactions de foyer des deux côtés, accentuées, avec élévation de la température jusqu'à 2°, persistant quelques jours. Dans ces conditions, nous le perdîmes de vue.

Obs. III. — Homme de 32 ans, célibataire, ouvrier maçon, antécédents tuberculeux du côté maternel. Deux frères plus jeunes morts de tuberculose. Depuis deux ans, à la suite d'une grippe grave, la maladie actuelle prit son origine. Poids 63 kgr. Pouls 120. Fièvre oscillant entre 37,7 a. m. et 38,9 p. m. Urine normale. Pas d'appétit. Nourriture insuffisante. Toux très pertinace avec abondante expectoration muco-purulente, teintée de sang quelquefois. Le nombre des bacilles correspondant au n° 4 de l'échelle de GAFFKY. Infection mixte accentuée, avec prédominance des streptocoques. Infiltration des deux sommets arrivant jusqu'au niveau de la 5e côte à droite et de la 3e à gauche. Submatité, râles humides sous-crépitants, caractéristiques d'un commencement de ramollissement. Aux régions postérieures, mêmes signes. Respiration broncho-vésiculaire à la région de FOWLER, côté droit. Dyspnée accentuée. Sang : globules rouges 3.903.302, hémoglobine 62 0/0, globules blancs 5.700. Sous l'influence du traitement, sans abandonner son rude travail (11 heures par jour). tous les signes locaux et généraux commencèrent à se modifier notablement à partir de la 6e injection (2 c. c.), de l'émulsion centrifugée. Au mois de juillet, son état était très satisfaisant. Poids 76 kgr. Pouls 80. Signes physiques considérablement atténués, avec disparition des râles humides et de la dyspnée. Au mois d'août, absence complète de la toux, de l'expectoration et de la fièvre, retour des forces. Sang : globules rouges 5.608.104, hémoglobine 79 0/0, globules blancs 7.800. Les réactions de foyer furent insignifiantes.

Obs. IV. — Mademoiselle D. M. L., fille unique, sans antécédents tuberculeux. Position très modeste, ayant besoin de travailler dans son intérieur. Malade depuis 16 mois après une bronchite aiguë, à la suite de quelques crachements de sang. Depuis lors, fièvre constamment oscillant entre 37,9 a. m. et 39,6 p. m. Toux et expectoration abondantes, muco-purulente. Bacilles correspondant au n° 5 de l'échelle de GAFFKY. Infection mixte de moyenne intensité à streptocoques, staphylocoques et micrococus catharrhalis. Pouls 110. Poids 59 kgr. Aménorrhée, pas d'appétit et très asthénique. Signes physiques d'infiltration des deux côtés jusqu'au niveau de la 5e côte à droite et de la 3e à gauche. Signes d'un exsudat broncho-alvéolaire au tiers inférieur de la région indurée du côté droit. Côté gauche, signe de condensation et de pleurite apicale. Sang : globules rouges 3.315.900, hémoglobine 68 0/0, leucocytes 5.400. Injections chaque huit jours de l'émulsion filtrée (2 c. c.), augmentant jusqu'à 3 c. c. Les effets furent très rapides sur la température qui, après la 6e injection, arriva au chiffre normal. Diminution progressive des signes locaux et généraux. Augmentation de poids. Au commencement de juillet, deux mois et demi après la 1re injection, son pouls était 80 par minute, poids 62 kgr., bacilles très réduits, agglutinés, dégénérés, et l'infection mixte presque absente. Sang : globules rouges 5.656.003, hémoglobine 78 0/0.

Cet état de choses continua de s'accentuer sans interruption, sans réaction de foyers appréciables, et, au mois d'août, quand nous la vîmes pour la dernière fois, cinq mois après le commencement du traitement, elle se trouvait sans fièvre, sans toux et sans expectoration. Pouls 72, poids 70 kgr. Pas de dyspnée. Menstruation normale. Sang : globules rouges 4.660.300, hémoglobine 76 0/0, globules blancs 8.200. Signes physiques : submatité très légère et réduite en étendue, limitée à l'extrémité supérieure des sommets, avec absence des signes de l'exsudat broncho-alvéolaire.

Dans une lettre datée du 30 janvier, elle nous dit se trouver parfaitement bien. Pas de fièvre, ni de douleurs, ni toux, ni expectoration, ayant gagné 15 kgr. « En peu de mots, écrit-elle, mon état actuel est « exactement le même qu'avant ma maladie ».

GROUPE III. — Des 7 cas favorables appartenant à cette série, nous ferons la description de quelques-uns seulement, les résultats ayant été dans tous très analogues, et, quant à leur symptômatologie, dans cette période de la maladie, elle offre peu de différence, selon la juste remarque de GRANCHER.

Obs. I. — Mademoiselle M. S., 21 ans. Père mort de fièvre jaune et sa mère de tuberculose pulmonaire. Fille unique. Cigarière depuis l'âge de 12 ans, travaillant 11 heures par jour dans un atelier très encombré et très mal aéré. Son alimentation fut toujours insuffisante, surtout depuis huit mois, obligée qu'elle fut d'abandonner son travail. Devenant de plus en plus faible depuis un an, une fièvre continue s'allume à cette époque, augmentant d'intensité jusqu'à atteindre chaque jour, vers le soir, 40° environ. Cet état de choses fut bientôt suivi de toux et d'expectoration plus abondante chaque jour, et, cinq mois après le commencement de ces désordres, elle eut deux hémoptysies très abondantes à huit jours d'intervalle. Depuis, elle a des crachats sanguinolents pendant ses périodes menstruelles, toujours irrégulières et difficiles.

Au mois de mars, quand nous la vîmes pour la première fois, son état était le suivant : infiltration accentuée de l'extrémité supérieure des deux poumons avec des foyers de désintégration du côté gauche, avec la triade cavitaire de JACCOUD du côté droit : souffle cavitaire, râle cavitaire, pectoriloquie. Les phénomènes stétacoustiques étaient perçus jusqu'à la 5e côte du côté droit et la 4e du côté gauche. Expectoration très abondante, le nombre de bacilles correspondant à celui du nº 7 de l'échelle de GAFFKY. Infection secondaire concomitante, avec prédominance du streptocoque et du micrococcus catarrhalis et quelques pneumocoques. État fébrile continu, la température étant de 37,6 le matin et 39,5 à 40º le soir. Poids 52 kgr. Pouls 120. Très dyspnéique. Ainsi qu'il a été remarqué, son alimentation était tout à fait insuffisante : quatre œufs par jour, un peu de bouillon, deux verres de lait et 60 *grammes de viande tous les trois jours* (la cinquième partie de ce que doit être la ration journalière !).

Examen du sang : g. rouges 3.396.000, hém. 58 0/0, leuc. 6.600. Formule leucocytaire : polynucléaires 50,5 0/0, grands mononucléaires 15 0/0, moyens mononucléaires 22,5 0/0, petits lymphocytes 8 0/0, éosinophiles 2 0/0, formes de transition 2 0/0.

Injections de 1 c. c. de l'émulsion centrifugée. Immédiatement avant, la température prise dans la bouche était de 37,6 et une heure après 36º, température qu'elle n'avait jamais eue depuis le commencement de sa maladie. Pendant le cours du même mois, la température la plus élevée fut de 37,5 le matin et 37 le soir. A cause de l'apparition de ses règles, elle ne put être injectée de nouveau que le 6 juin, et les indications thermométriques pendant ce mois furent toujours les mêmes. Après la deuxième injection, sa température dans la bouche était de 36,5 à 9 heures du matin, de 37 à 4 heure p. m., et de 36,5 à 10 heures p. m.

Constitution du sang le 7 juin : g. rouges 6.752.000, hém. 70 0/0, g. blancs 8.400. Le jour suivant, l'examen du sang donna : g. rouges 8.416.000, hem. 80 0/0, g. blancs 12.400.

Formule leucocytaire : polynucl. 56 0/0, grands mononucl. 20 0/0, moyens mononucl. 11 0/0, petits lymp. 11 0/0, éosine 1 0/0, formes de transition 1 0/0. Après ce jour, la régénération sanguine commença à décliner.

La toux, l'expectoration, le pouls et la dyspnée commencèrent à se réduire à partir du 28 juin, après avoir été précédés comme d'habitude par une augmentation de l'expectoration et des bacilles éliminés avec les caractères d'involution indiqués. Les réactions de foyer après les injections furent toujours très limitées, peu intenses et de très courte durée.

A notre départ de La Havane, mi-août 1920, l'état de la malade était extrêmement favorable. Température minima 36,5 a. m. et maxima 36,8 p. m. *Sans avoir éprouvé aucun mouvement fébrile depuis la première injection.* Pouls 88, poids 62 kgr., et suppression complète de la toux, de l'expectoration et de la dyspnée. Signes physiques : Matité très réduite en intensité et en extension du côté gauche avec absence des râles et tendance des bruits respiratoires à reprendre leurs caractères physiologiques.

Du côté droit, même modification et, en plus, signes de la caverne en état stationnaire.

Le 27 janvier, nous reçumes une lettre de la malade nous disant que son état était très satisfaisant. Absence complète de toux, de fièvre et d'expectoration. Jusqu'à cette date, elle avait reçu six injections, avec cette particularité qu'après chacune d'elles, la température descendait de quelques dixièmes de degré pendant quelques heures. Pouls 80, poids 59 kgr., pas de dyspnée.

L'examen du sang qu'elle me fait connaître est le suivant : g. rouges 4.990.000, hém. 80 0/0, leuc. 14.000. Formule leucocytaire : polynucl. 75,93 0/0, grands mononucl. 5,62 0/0, moyens mononucl. 2,81 0/0, petits lymph. 15,62 0/0, éosin. 0,62 0/0.

Obs. II. — D. S., 17 ans, célibataire, fille unique, parents très robustes. Alimentation insuffisante, demeure antihygiénique. Poids 48 kgr., pouls 130. Toux et expectoration excessives, dyspnée très accentuée. Très faible, ne pouvant marcher seule.

Malade depuis deux ans, après une forte attaque de grippe.

Il y a plus d'un an que sa température s'élève tous les matins aux environs de 38° et le soir jusqu'à 40° et quelques dixièmes, toujours précédée d'un intense frisson et suivie d'abondantes sueurs. Vomissements alimentaires fréquents. L'expectoration abondante et nous la trouvâmes exceptionnellement riche en bacilles, avec les signes d'une infection secondaire consistant dans la fleur microbienne usuelle dans la période avancée de la maladie. Depuis cinq mois, léger œdème des extrémités inférieures. Absence d'appétit et, de temps en temps, des désordres intestinaux.

Signes physiques : matité aux deux sommets jusqu'à la cinquième côte à droite et la septième à gauche. Râles de grosseur moyenne et sous-crépitants dans la même région, antérieurement et postérieurement. Craquements pleurétiques du côté gauche et signes d'une caverne de grandeur moyenne du côté droit, au niveau des troisième et quatrième côtes, entourée d'un processus évolutif relevé par des râles humides très abondants tout autour et souffle tubo-creux (Piéry). Examen du sang : g. rouges 3.425.037, hém. 40 0/0, leuc. 6.120. Dans l'examen de la formule leucocytaire, il y avait prédominance des polynucl. d'un noyau et de très petites dimensions.

Le 25 mars 1920, la température dans la bouche était à midi 40°1. Elle reçut à ce moment 2 c. c. de l'émulsion centrifugée, et, une heure après, sa température était réduite de un degré. *Depuis cette première*

*injection, sa température n'a jamais atteint 40°, coïncidant avec l'atté-
nuation et bientôt après la suppression des frissons et des crises sudorales.*

Jusqu'à la fin de ce mois, la température continua à descendre,
atteignant 38°9 au plus ; la seconde injection eut lieu le 8 avril (3 c. c.),
et ainsi successivement. A cette époque, l'examen du sang donna les
résultats suivants : g. rouges 6.828.000, hém. 88 0/0, leuc. 12.2000.
Réactions locales minimes. La toux, l'expectoration et la dyspnée
grandement réduites. Disparition des vomissements alimentaires. Cette
marche favorable des éléments continua sans aucune interruption, et,
quand nous la vîmes pour la dernière fois, au mois d'août dernier,
son état était comme il suit : température, généralement 37,7 et, tous
les cinq ou six jours, 38,7. Poids 72 kgr. sans modification de son
régime alimentaire et sans repos corporel. Pouls 80. Absence complète
de toux et d'expectoration, pas d'œdème et retour des forces.

Sang : g. rouges 4.567.220, hém. 81 0/0, leuc. 9.330. La formule
leucocytaire ne peut être déterminée par manque de temps. Chez
cette malade, il arriva que les trois premières injections de l'émulsion
provoquèrent la formation d'un abcès de plus en plus volumineux,
sans influence sur sa température, accident qui ne se renouvela plus
en employant le produit filtré à la bougie de CHAMBERLAIN. Ce phénomène paraît être identique à celui observé par BOREL chez le lapin
par des inoculations successives des bacilles virulentes, ce qui indique
encore que les bacilles morts peuvent déterminer une intolérance de
l'organisme aussi bien que les bacilles vivants.

Les dernières nouvelles de cette malade sont du 8 février. Elle dit
se trouver sans fièvre, sans expectoration, conservant le maximum du
poids qu'elle a obtenu, « forte et vigoureuse ».

Obs. III. — Homme de 36 ans, célibataire, travaillant à la manu-
facture de cigares. Antécédents tuberculeux du côté maternel, un frère
et une sœur bien portants. Malade depuis un an et demi, à la suite
d'une broncho-pneumonie de nature grippale, et, depuis lors, accès de
fièvre irrégulière avec toux et expectoration. Au mois de mai 1920,
sa situation était la suivante : Température oscillant entre 37°5 et
38°5, pouls 115, quelque peu dyspnéique, poids 58 kgr. Expectoration muco-purulente et très riche en bacilles, avec infection mixte.

Signes physiques : tuberculose avancée du sommet droit avec foyers
broncho-pneumoniques. Du côté gauche, existaient les signes d'une
caverne d'une grandeur moyenne avec désintégration péri-cavitaire ;
râles humides abondants tout autour de l'excavation. De ce côté,
l'infiltration arrivait jusqu'à la sixième côte et de l'autre jusqu'à la
cinquième côte. Malgré ces conditions, il n'avait pu suspendre son
travail.

Examen du sang : g. rouges 3.965.101, hém. 59 0/0, leuc. 6.000. Formule leucocytaire de toute poussée évolutive, les polynucléaires étant beaucoup plus petits que d'ordinaire.

Le traitement fut commencé immédiatement par l'injection de 3 c. c. de l'émulsion filtrée, répétée chaque huit jours. Dans ce cas, les injections étaient suivies immédiatement d'une légère réaction de foyer des deux côtés, avec légère augmentation de fièvre, et puis après, rémission avec tendance à devenir plus accentuée au fur et à mesure de la continuation du traitement. Les réactions de foyer étaient chaque fois plus limitées. Avec cette modification de la température, les autres symptômes commencèrent à s'améliorer, particulièrement la toux et l'expectoration.

L'élimination des bacilles au commencement du traitement fut abondante avec agglutination, signes de dégénération et prenant fortement le bleu de méthylène après la décoloration par la méthode habituelle. Ce malade éliminait, chaque fois que l'expectoration augmentait sous l'influence des injections, de la matière caséeuse en quantité plus ou moins grande, très riche en bacilles et sans cellules alvéolaires. Les progrès, dans ce cas, furent uniformes et, au commencement du mois d'août, son état était très satisfaisant. Pas de fièvre, pouls 88, augmentation de poids 10 kgr., et la toux et l'expectoration insignifiantes avec de très rares bacilles dégénérés. L'infection mixte presque absente. Les forces avaient augmenté sensiblement et, avec beaucoup moins de fatigue, il lui était possible de travailler plus longtemps qu'avant le traitement.

Sang : érythrocytes 5.598.451, hémog. 80 0/0, leucoc. 8.910. Formule leucocytaire : retour au taux normal des polynucléaires, mononucléose et légère éosinophilie. Il serait inutile de donner la description des quatre cas restants, favorables, puisque l'histoire de leur maladie et du cours des événements fut analogue à ceux décrits ci-dessus. Sauf quelques détails sans importance. C'est le sens des phénomènes développés sous l'influence du moyen employé, le même dans l'ensemble des cas, qui a la majeure importance.

Parmi les cas de ce groupe qui n'offrirent pas de résultats si favorables, nous relaterons particulièrement l'un d'eux, parce qu'il offre un certain intérêt étant donné les conditions dans lesquelles se trouvait le malade, si désastreux, en effet, que la terminaison fatale paraissait être très proche. Ce fut seulement sur les instances du mari et de son médecin le Dr O. MONTORO, que nous acceptâmes de la traiter ou, plus exactement, que nous délivrâmes de l'émulsion sans espérer aucun bénéfice.

Il s'agissait d'une dame de 28 ans, avec le seul antécédent tuberculeux d'un frère mort de la maladie. Son père mourut à un âge avancé d'une affection cardiaque, et sa mère jouissait d'une parfaite santé. Il y avait deux ans qu'elle était malade et, d'après son histoire, il était évident qué sa maladie avait été, depuis le début, une infection tuberculeuse broncho-pneumonique à forme évolutive, la surprenant insidieusement dans la pleine santé dont elle avait toujours joui.

L'évolution de la maladie, quoique d'une marche progressive, ne fit de grands dégâts chez elle qu'après son premier accouchement d'un enfant à terme, six mois auparavant.

Quand nous la vîmes pour la première fois, au mois d'avril 1920, elle était tout à fait alitée depuis plusieurs semaines, et dans un tel état de faiblesse qu'elle ne pouvait s'asseoir dans son lit, ni même porter des aliments à sa bouche. Son poids était de 38 kgr., pouls 130 ; expectoration muco-purulente excessivement abondante avec une énorme quantité de bacilles et une infection mixte très intense, avec prédominance des streptocoques et des staphylocoques.

Examen physique : Au sommet droit, nous trouvâmes les signes d'une caverne *lobaire* évolutive, présentant le bruit de pot fêlé, « bruit de moribond » des médecins anglais, respiration, voix et toux amphoriques. Il existait une infiltration du reste du poumon avec des foyers pneumoniques disséminés : souffle bronchique, accompagné de râles sous-crépitants, avec matité. Le poumon gauche se trouvait dans le même état, sauf la caverne, et il était bridé par des adhérences pleurétiques très étendues.

Très dyspnéique et sans appétit, avec des désordres gastro-intestinaux fréquents et aménorrhéique. La température, de forme rémittente, oscillait entre 37°7 a. m. et environ 39°8 p. m.

Le traitement fut initié le 14 mai par des doses de 0,25 de l'émulsion centrifugée, en injections hypodermiques tous les quatre jours, augmentant lentement jusqu'à arriver à la dose de 2 c. c. Les premiers effets observés furent une augmentation considérable de l'expectoration, suivie d'une diminution lente, mais progressive jusqu'au mois d'août, où elle était très réduite, coïncidant avec une diminution notable du nombre des bacilles, mais sans modification de l'infection secondaire mixte. Vers le commencement du mois de juin, la fièvre se modifia, n'arrivant que très rarement au chiffre de 39° le soir, pour descendre tous les matins au-dessous de la normale, entre 36° et 36°5. La modification de la fièvre indiquée, avec des chiffres inférieurs à 39°, fut surtout prononcée quand au traitement par l'émulsion fut adjointe l'administration, par la voie gastrique, de sang de l'âne soumis à l'immunisation (dose maxima : 4 c. c.).

Les réactions de foyers furent toujours faibles, quelquefois absentes.

A la fin de juin, la malade ayant pu quitter son lit, l'examen par les rayons X fut possible, et l'on put observer une diminution notable de l'infiltration du poumon gauche, ainsi que de la base du côté droit. En ce qui concerne la caverne, par ses dimensions lobaires, la constitution des crachats, le caractère de la fièvre, etc., il est hors de doute qu'il s'agit d'une de ces modalités dénommées « cavernes ulcéreuses », très bien étudiées par BARD, avec « accroissement par ulcération de surface, une sorte de phagédénisme placé sous la dépendance d'infections secondaires ». Nous nous proposâmes alors de pratiquer le pneumo-thorax artificiel, mais, malheureusement, toutes les tentatives furent infructueuses à cause des adhérences pleuro-pulmonaires existantes.

Au mois d'août, la malade se trouvait très améliorée, à peine si elle avait de la toux et l'expectoration, très réduite, contenait très peu de bacilles. Quant à l'infection mixte, elle persistait sans aucune modification. Tout, chez elle, avait progressé favorablement, excepté la fièvre, la nutrition et l'infection secondaire.

Dernièrement, son mari nous a écrit que la situation n'avait pas changé. Les forces acquises ne diminuaient pas, au point qu'elle se livre à un exercice sûrement préjudiciable. Son appétit bon, presque pas de toux ni d'expectoration, mais la fièvre persiste sans modification et sa persistance et ses caractères indiquent bien qu'il s'agit d'un état septique originaire de l'infection concomitante toujours la même.

Les nouvelles du Dr MONTORO sont que le poumon gauche est presque dégagé ainsi que la base du côté droit, le processus pathologique se trouvant apparemment limité aux régions pulmonaires péri-cavitaires.

Son époux, chimiste, détermina trois fois la conduite de l'hémoglobine. Au début du traitement, le chiffre était 47 0/0, le 15 mai 55 0/0 et le 3 juin 65 0/0. Ce qui frappe dans cette observation, c'est que, malgré la persistance de la fièvre et sans modification notable de sa nutrition, cette malade recouvrait ses forces et que l'expectoration fut presque tarie dans de telles circonstances sous l'influence des injections.

GROUPE IV. — Tuberculose laryngo-pulmonaire.

Obs. I. — Mademoiselle S. P., 21 ans, père mort de tuberculose, la mère et ses frères bien portants. Elle a toujours été de constituiton très chétive et avec une grande prédisposition à contracter des bronchites. Il y a deux ans, après une de ces bronchites, il se présenta un mouvement fébrile, persistant, oscillant entre 37°5 et 38°. C'est alors qu'elle commença à maigrir, à perdre des forces et qu'elle fut prise d'un enrouement. Ces symptômes s'accentuèrent chaque jour, et quand nous la vîmes, en décembre 1919, son état était délicat.

Presque aphone, nous trouvâmes dans son larynx une infiltration très prononcée des deux régions aryténoïdiennes et de l'espace inter-aryténoïdien, avec une ulcération superficielle du processus vocalis du côté gauche, la muqueuse était très congestionnée, et les mouvements des cordes vocales, qui étaient aussi congestionnées, très limités pendant les efforts de phonation.

A l'examen de la poitrine, nous trouvâmes tous les signes d'une tuberculose du sommet gauche à la période d'infiltration avec des foyers de ramollissement.

L'expectoration, qui était modérée, contenait relativement beaucoup de bacilles. L'infection mixte insignifiante, poids 45 kgr., pouls 105. Sa température subnormale le matin arrivait, chaque soir, avec une grande régularité, aux environs de 38°. Au mois de janvier 1920, le traitement par le sang hémolysé fut institué à la dose de 4 c. c. tous les quatre ou cinq jours, et, en plus, nous fîmes des instillations dans l'intérieur du larynx avec le même sang. Après trois mois de ce traitement, il y eut une certaine amélioration des symptômes laryngiens et pulmonaires, avec réduction du pouls, et sa température, étant devenue moins irrégulière, atteignit plus rarement le chiffre de 38°. Cet état de choses ne se modifiant pas à la fin du mois de mai, nous ajoutâmes au traitement *per os* les injections de l'émulsion filtrée, un c. c. tous les huit jours. Après la troisième injection, les progrès augmentèrent et nous pûmes constater une réduction accentuée de l'infiltration laryngienne, et des mouvements beaucoup plus libres des cordes vocales, ce qui se traduisait par une amélioration progressive dans l'émission de la voix.

Au commencement du traitement par l'émulsion, l'examen du sang donna : globules rouges 3.788.300, hémoglobine 60 0/0, leucocytes 7.000. Le traitement fut continué jusqu'à fin de juillet, quand son état put être considéré notablement amélioré. L'image laryngoscopique avait les caractères normaux ainsi que les mouvements des cordes vocales. La phonation était normale, pas de fièvre ni d'expectoration, pouls 80. Son poids avait augmenté de 8 kgr. Le dernier examen qui put être pratiqué de l'expectoration, au commencement de juillet, fut de résultats négatifs au point de vue des bacilles. Quant à l'état pulmonaire, il pouvait être considéré comme presque normal, cliniquement, à en juger par les données obtenues par les moyens classiques et les rayons X. Le Pirquet fut négatif et la malade refusa d'être soumise à l'épreuve de la tuberculine par injection hypodermique. Pendant la durée du traitement, la malade ne fut jamais contrainte à observer le repos du larynx. Les réactions de foyers n'eurent pas lieu chez cette malade.

Le résultat du dernier examen du sang fut comme il suit : g. rouges 3.988.644, hémoglobine 80 0/0, leucoc. 8.600.

La formule leucocytaire de cette malade, au premier examen et dans celui-ci, n'offrit rien de particulier.

Dernièrement, les nouvelles transmises par son médecin sont tout à fait satisfaisantes, la malade ayant toutes les apparences de jouir d'une bonne santé, et sa voix est tout à fait normale.

Dans le second cas, il s'agit d'un jeune homme de 38 ans, sans antécédent tuberculeux, malade depuis 18 mois, ayant comme unique symptôme une dysphonie très accentuée. Sans fièvre, ni toux, ni expectoration. Pouls 80, poids 69 kgr. ; à l'examen de la poitrine, les signes physiques donnèrent des résultats très douteux positifs à la tuberculine. A l'examen du larynx, nous pûmes constater une infiltration accentuée de la région aryténoïdienne droite, avec participation du repli aryténo-épiglottique dans son tiers postérieur, et de la bande ventriculaire du même côté, dans sa région postérieure. La corde vocale correspondante se trouvait très limitée dans ses mouvements et légèrement congestionnée. Ce malade était employé dans un bureau des chemins de fer, en contact avec le public, ce qui l'obligeait à faire un usage exagéré de ses organes vocaux.

Le traitement fut le même que dans le cas précédent, moins l'usage du sang. Pour abréger, nous dirons que le résultat final, dans ce cas, fut brillant. Au mois d'août, à l'exception d'une infiltration insignifiante du repli aryténo-épiglottique, tout le reste avait complètement disparu et la voix était tout à fait normale. Absence de congestion.

Quant au troisième sujet, qui fut réfractaire au traitement, il s'agissait d'un homme de 40 ans, ouvrier maçon, avec une infiltration laryngienne considérable, ayant une ulcération cratériforme qui occupait presque toute la région inter-aryténoïdienne. Du côté des poumons, il y avait des dépôts considérables très avancés du côté gauche. Fièvre élevée, toux, expectoration riche en bacilles, infection mixte accentuée. Soumis au traitement, il y eut un moment où les symptômes laryngiens parurent s'amender un peu, mais tout fut inutile, même le pneumo-thorax artificiel. Nous le perdîmes de vue.

Les deux observations favorables de ce groupe offrent un intérêt particulier parce que, à aucun moment, ne fut observé le repos de l'organe, c'est-à-dire le *mutisme absolu*, si essentiel dans le traitement de la phtisie laryngée, sur lequel Sir St-Clair Thompson a insisté à la dernière session de l'Association Laryngologique Américaine, se basant sur sa riche et approfondie expérience. Ces deux observations ne sont pas moins notables au point de vue du résultat obtenu dans l'infection pulmonaire, étant donné, ainsi que le démontrent les études statistiques du même auteur, du Sanatorium Roi Édouard VII, à Midhurst,. que la participation du larynx dans la tuberculose pulmonaire assombrit considérablement le pronostic. D'après les chiffres de Sir St-CLAIR THOMPSON, dans les cas où la maladie est limitée à un petit foyer, d'un ou des deux côtés, la mortalité passe de 15,6 0/0 à 42,9 0/0. Dans le cas où tout un lobe pulmonaire est impliqué, la mortalité, qui, sans complication laryngienne, est de 38 0/0, s'élève à 63 0/0, et, dans les cas plus graves que les précédents, de 70,4 0/0, elle s'élève à 78,3 0/0, ce qui devait être attendu, dit l'auteur, en tenant compte que, dans les cas très avancés, le pronostic est déjà si grave que, quoiqu'il puisse arriver, les conséquences ne sont pas perceptibles.

Quant à nous, nous pouvons dire que depuis plus de 30 ans que nous nous occupons constamment de laryngologie, nous n'avons jamais observé des résultats comparables avec aucun autre traitement, et, dans un laps de temps si restreint, dans les mêmes conditions.

Quant aux cinq cobayes tuberculeux dont le traitement fut commencé à la même époque que celui des malades, voici leur histoire :

Tous avaient été inoculés par injection hypodermique à la région interne de la cuisse, avec des crachats très riches en bacilles, provenant d'un même malade, et il y avait déjà à peu près six semaines que l'inoculation avait eu lieu. Tous présentaient des phénomènes de dépérissement, d'amaigrissement, et un gros ganglion à l'aine. Ces cinq animaux reçurent chacun 2 c. c. de l'émulsion, et, du premier moment, l'influence sur le sang fut favorable, mais nous ne pouvons pas donner de chiffres exacts sur ce sujet, ni sur leurs poids, ayant perdu les notes que nous avions prises ; mais il était évident qu'ils augmentaient de poids, devenant chaque jour plus vigoureux, en contraste avec le mauvais état, progressif, des témoins.

Chez trois, l'injection réduisait la température d'un degré, chez un autre, aucune modification ne fut observée, et, chez le dernier, il y eut, après chaque injection, une élévation d'un degré, à peu près, persistant quelques heures.

Depuis la troisième injection, il put être observé que le ganglion inguinal se ramollissait et diminuait de grandeur, à tel point qu'après la sixième injection, la région inguinale paraissait tout à fait libre. A ce moment, deux des cobayes moururent avec des symptômes d'anaphylaxie, et, à l'autopsie qui fut pratiquée immédiatement après la mort, nous pûmes constater que la glande infectée s'était réduite à des dimensions extrêmement petites, de forme circulaire, de 0,001 de diamètre et de l'épaisseur d'un pain à cacheter, d'une consistance très molle. Tous les organes, ainsi que les glandes abdominales et thoraciques présentèrent l'apparence d'être complètement normaux, ce qui était remarquable, en tenant compte que l'injection infectante avait eu lieu au moins dix semaines auparavant, laps de temps plus que suffisant pour que l'infection viscérale fût déjà développée ; le temps nécessaire pour que l'invasion des organes internes ait lieu étant d'environ huit semaines.

Les trois animaux restants furent explorés avec la tuberculine sans obtenir aucune réaction chez un d'eux et très énergique chez les autres. Le même jour de la mort par anaphylaxie des deux autres cobayes, ces trois furent sacrifiés afin de comparer l'état de choses à la même époque après l'inoculation.

Les deux qui avaient offert la réaction positive à la tuberculine présentaient le ganglion inguinal réduit aux mêmes dimensions et à la même consistance que ceux des cobayes ayant succombé anaphylactiques.

A l'autopsie du cobaye négatif à la tuberculine, *aucun vestige du ganglion inguinal put être trouvé* et, chez les trois, tous les organes internes présentaient un aspect tout à fait normal. Le résidu en forme de bouillie provenant des ganglions fut examiné au microscope sans qu'il fut possible de trouver de bacilles.

Les émulsions furent préparées séparément avec le reste des quatre ganglions, c'est-à-dire des deux animaux morts anaphylactiques et des deux sacrifiés ; avec chacune de ces émulsions deux cobayes furent inoculés, sans succès, chez un des deux cobayes inoculés avec l'émulsion provenant d'un des animaux morts anaphylactiques et sur un autre inoculé avec l'émulsion préparée avec la glande d'un des cobayes sacrifiés. Chez les autres, qui répondirent positivement à la tuberculine, il était évident que l'infection était atténuée.

En ce qui concerne le cobaye chez lequel le ganglion avait complètement disparu, passif à la tuberculine, les inoculations de sucs, non filtrés, préparés avec la pulpe des organes abdominaux et thoraciques, ne produisirent aucun effet infectieux. Ainsi qu'il a été dit, ces animaux étaient dans un état très satisfaisant, ayant engraissé visiblement.

Les cobayes témoins, sacrifiés le même jour, étaient très amaigris, fébriles, avec des ganglions inguinaux volumineux. Chez un de ces animaux, il y avait un commencement d'ulcération de la glande. A l'ouverture du corps, les organes abdominaux et les poumons furent trouvés complètement farcis de tubercules.

De tels résultats obtenus chez des cobayes traités par l'émulsion préparée avec des crachats tuberculeux, desséchés, quoique très restreints en nombre, offrent, il nous semble, une grande valeur, puisqu'il s'agit d'un organisme extrêmement résistant à tout traitement anti-tuberculeux.

Dans le relevé d'observations cliniques, nous nous sommes appliqués à exposer les phénomènes obtenus, et, bien que les résultats soient incomplets, ils sont tout de même remarquables par l'extrême gravité de la plupart des malades chez qui la toxi-infection fut enrayée à un degré et avec une rapidité surprenantes, ainsi que la nutrition relevée dans des circonstances où il aurait été très difficile de l'obtenir, même avec une alimentation riche et appropriée, qui ne fut jamais à la portée de nos malades les plus gravement atteints.

En outre des variables conditions individuelles, souvent difficiles à préciser, dans ce cas il faut tenir compte du fait que la préparation employée est nécessairement très complexe, comme étant le produit d'éléments cellulaires ayant de différentes valeurs physiologiques. Il est bien connu que les principes spéciaux élaborés par certaines cellules sont multiples et qu'en outre, elles élaborent des principes communs à toutes les cellules. Dans ces conditions, il est plus que probable que quelques-unes des substances contenues dans l'émulsion soient antagoniques, d'autres transformées par dédoublement de certains de ses éléments, modifiant de la sorte, plus ou moins, le ou les principes anti-infectieux, endommageant ses effets ; état de choses qui exige, pour pouvoir s'engager intelligemment dans la voie thérapeutique, en pleine connaissance des doses à employer, d'isoler chacune des substances contenues dans le filtrat, pour les expérimenter séparément et déterminer la nature exacte de leurs activités. Ne nous trouvant pas préparés pour entreprendre un travail analytique aussi délicat, les seules données que nous avons pu obtenir sont que l'élément actif est soluble dans l'eau distillée, de réaction neutre ou légèrement alcaline et qu'il ne représente pas une de ces cytases bactéricides d'origine microphagique, étudiées par TARASSEVITCH, car bien que ce corps soit thermostabile à l'égal des endolysines de PATTERSON (SCHATTENFROH, KIRSCHEN, SCHEINDER, etc.), il franchit les bougies et, en plus, n'est pas absorbé par le noir animal, la craie, le kaolin, comme cela arrive quand il s'agit d'un produit d'origine leucocytaire (BORDET).

Il n'y a pas lieu de penser que ce soit une substance d'origine bacillaire ou un dérivé d'un des produits de son métabolisme qui puisse exercer de pareilles influences sans être suivi en aucun moment, des phénomènes d'intolérance, d'hypersensibilité. KOCH, HIRSCHFELDER, ARLOING et GUINARD n'ont pas pu extraire de la tuberculine, une des toxines bacillaires la mieux connue, aucun dérivé absolument inoffensif, et SFORZA (de Gênes), a pu même obtenir du bacille une substance d'effets convulsivants.

Il a été vu que le filtrat de l'émulsion des crachats contenant de grandes quantités de bacilles, détruits par la chaleur, était suivi des mêmes effets que la préparation non filtrée, ce qui prouve qu'il s'agit d'une substance *soluble* donnant lieu à la formation de corps antitoxiques ainsi qu'à des corps qui rendent l'organisme réfractaire aux influences pathogènes comme conséquences des réactions de foyers et autres causes, ainsi qu'aux intoxications exogènes quand l'émulsion est employée.

En effet, NICOLLE, CESARI et JOUAN ont nettement établi que, pour les « types très actifs », les microbes morts déterminent, « sous une masse minime, les mêmes effets que les poisons solubles ».

STAUS et GAMALEÏA, de leur côté, ont étudié, outre l'action prolongée de la chaleur sur la virulence des bacilles, les différents réactifs chimiques : alcool, éther, couleurs d'aniline, l'action de la lumière, de la chaleur sèche, et tous ces agents se sont révélés impuissants à détruire la toxicité des cadavres bacillaires.

Il s'agit en outre, dans ce cas, d'un corps thermostabile et les produits solubles des bactéries, toxines et endotoxines, étant très labiles, c'est donc, dans une autre direction qu'il était nécessaire de tâcher de localiser l'origine de cet élément favorable pour la défense de l'organisme, éliminé conjointement avec un produit pathologique.

Tâchant de trouver au moins des analogies qui puissent nous guider dans l'interprétation des faits observés, nous arrivâmes à admettre comme très possible que l'élaboration du produit en cause pouvait très bien être accomplie par quelque élément histologique du poumon, et cela en nous basant sur les données de la physiologie générale cellulaire qui proclame que « l'activité sécrétoire est toujours une propriété actuelle du protoplasma vivant » (RENAUT).

Méditant sur cette conception, nos réflexions furent précisées par le fait, bien établi aujourd'hui, que les organes élaborent des produits qui, déversés dans le courant sanguin, agissent les uns sur les autres pour maintenir l'équilibre du fonctionnement de l'organisme, et nous conçûmes comme appartenant très probablement à cette catégorie de produits de sécrétion interne, dénommés *hormones* (BAYLISS-STARling, 1905), l'élément qui, dans nos cas, provoque comme effet immédiat l'exaltation de la fonction hématopoïétique, puisqu'il agit par la voie sanguine sur des organes ayant des attributs déterminés, réglant leur fonctionnement. On admet actuellement que « toute substance « provenant d'un tissu ou d'un organe et qui passe dans le sang ou « la lymphe constitue un produit de sécrétion interne » (SCHAFFER), et celle qui nous occupe, éliminée par un organe avec des produits pathologiques qui se déversent à l'extérieur, répond à ces conditions par son influence spécifique, formative, sur les éléments ayant sous leur dépendance l'entretien du milieu intérieur, dans des limites physiologiques, et aussi par son influence sur le relèvement de la nutrition en général, par la voie sanguine. Par ces fonctions de morphogénèse, elle appartiendrait au groupe des *harmazones ou hormones morphogénétiques*, selon la classification bien conçue du professeur GLEY, qui a si savamment contribué aux progrès de ce chapitre transcendant de physiologie.

Comme l'énonce le professeur GLEY, une des propriétés caractéristiques d'une sécrétion interne, « qui la distingue des extraits d'or-« ganes, à action toxique et même physiologique, est la répétition « quasi indéfinie de son effet », ce qui est le cas avec la substance qui nous occupe. Les *hormones* en général, sont, d'après le professeur ARTHUS, « toutes ces substances nées de l'activité normale ou *patho-« logique des tissus, sécrétions ou excrétions*, simples agents d'excitation « physiologique ou substances toniques qui, partout et à chaque ins-« tant, modifient loin de leur origine la *nutrition* et le fonctionnement « des tissus, faisant participer chacun d'eux à la vie de chacun des « autres, en dehors de toute intervention du système nerveux » (1). STARLING ne restreint pas l'emploi du terme « *hormone* » à des principes organiques de nature endocrine. Sa définition est beaucoup plus large. « Par le terme « hormone », dit-il, je comprends toute substance « produite normalement dans les cellules de n'importe quelle partie « du corps, et transportée par le courant sanguin dans des régions « éloignées sur lesquelles elle agit pour le bien de l'organisme entier ».

Nous inclinons, donc, à assimiler le produit en étude au groupe des sécrétions internes, excluant l'idée qu'il puisse être en quelque sorte du suc pulmonaire. Le véritable suc pulmonaire introduit dans la thérapeutique par DÉMONS et BINAUD, ARNOZAN, BRUNET, etc., n'a pas des caractères de spécificité distincts, comme c'est le cas des hormones, sans compter que la médication opothérapique a été condamnée comme absolument contre-indiquée dans la tuberculose pul-

---

(1) Les mots soulignés ne le sont pas dans le texte.

monaire par Arnozan et Cassaët, peut-être à cause de son action toxique (Wherry et Erwin), le plus tonique des sucs organiques après le produit de râclage de la tunique interne de l'aorte Loebe). Dans nos observations, il est à noter que cette action toxique n'existait point, puisqu'elle n'a pas eu lieu chez un organisme différent de celui de l'homme (cobayes), même se trouvant sous l'influence d'une infection bacillaire, ce qui le rend extrèmement sensible aux substances protéiques étrangères et particulièrement aux produits tuberculeux.

C'est un problème que la clinique pose, comme tant d'autres, à la physiologie, de savoir si cette substance est élaborée et déversée dans le courant circulaire à l'état normal pour maintenir l'équilibre des éléments figurés du sang, ou bien, si c'est qu'elle entre uniquement en fonction dans les cas pathologiques qui sont accompagnés d'une spoliation sanguine, comme c'est le cas dans la tuberculose pulmonaire chronique où il existe constamment une érythrophagie plus ou moins accentuée.

Il est possible que l'on ne puisse pas arriver à avoir la preuve directe de l'existence de cet état de choses à l'état physiologique, étant plus facile de définir la technique que de l'appliquer, ce qui, d'ailleurs, est, en général, le cas pour ces substances (Schäffer), et même à l'état pathologique (voir les travaux du professeur Gley sur la physiologie des surrénales), mais il faut tenir compte, ainsi que le dit Schäffer, qu'à l'état normal « il n'est pas besoin que leur action soit si frappante « que celle que nous essayons d'obtenir dans les conditions expéri- « mentales, il est même probable que, dans beaucoup de circonstances, « les glandes à sécrétion interne sont normalement destinées plutôt « à faciliter qu'à activer les fonctions des organes et des tissus ».

Et, comme l'énonce le professeur Roger, ce qui est vrai à l'état physiologique doit être également vrai à l'état pathologique.

Les hématopoïétines contenues dans le sérum des animaux saignés à répétition (Carnot, seraient-elles les mêmes substances éliminées par les phtisiques dans leur expectoration, et, dans ce cas, seraient-elles une production des organes hématopoïétiques ou bien le produit de certaines structures des poumons stimulées par les soustractions de sang ? Dans ce dernier cas, plausible, de quel élément histologique de la contexture des poumons ce produit proviendrait-il ?

Y aurait-il, en outre, dans l'expectoration des phtisiques à certaines périodes de la maladie, des antigènes particulièrement actifs « dominants », qui éveillent les réactions immunisantes, dus aux conditions de culture qui créent au bacille le terrain pulmonaire ? Ou bien, la fonction antigène des auto-inoculations se trouve renforcée, facilitée par l'intervention du corps hématogène ? Serait-ce lui qui régit toute l'évolution des opérations défensives ?

On a obtenu les substances ayant des propriétés antigènes des divers organes, tels que le poumon et les ganglions lymphatiques, ainsi que des produits pathologiques, exsudats, pus, excrétions glandulaires des tuberculeux (Berterelli, Debré et Craf, Hammer), et il est toujours arrivé que la valeur antigène très faible ou nulle est fonction de leur richesse en bacilles (Calmette). Mais, dans le cas qui nous occupe, il est extrêmement difficile d'admettre qu'il s'agisse d'une production en relation directe avec le processus morbide en évolution. On ne comprend pas mieux que les déchets organiques ou que des éléments anatomiques altérés soient à même de mettre en liberté une substance d'effets bienfaisants, substance qui arrive à éveiller directement, à ce qu'il paraît, des fonctions physiologiques profondément atteintes.

Étant donné la nature des phénomènes provoqués par ce corps, nous avons pensé qu'il était plus rationnel, plus en harmonie avec les lois du métabolisme et des sécrétions en général, d'admettre qu'il s'agit ici d'une véritable sécrétion, d'un dispositif cellulaire préétabli qui entre en activité dans certaines conditions déterminées, et la question ainsi posée, on est appelé à chercher de quels éléments du poumon pourrait provenir ce corps ayant des propriétés aussi protectrices pour l'organisme. En cherchant une explication plausible de l'origine de cette substance, au point de vue sécrétion interne, il nous vint à l'esprit un antécédent très important et particulièrement significatif pour l'éclaircissement des phénomènes en rapport avec la physiologie de la respiration, antécédent qui nous conduit à envisager le corps agissant sur la régénération sanguine comme un produit de sécrétion de l'endothélium alvéolaire.

Nous nous référons au fait démontré par Haldane, de Oxford, et ses collaborateurs de l'Expédition au Pike's Peak, aux États-Unis, que *l'endothélium alvéolaire est toujours capable de sécréter activement de l'oxygène, en le déversant vers les capillaires péri-alvéolaires*, si le timulus qui surgit comme conséquence du manque d'oxygène dans les tissus se trouve présent. Dans les grandes altitudes, cette condition étant réalisée, la faculté sécrétoire de l'endothélium alvéolaire est éveillée, et la sécrétion une fois établie se poursuit continuellement après l'acclimatement.

Haldane a réussi à faire surgir cette sécrétion d'oxygène, produisant un manque de ce gaz par un travail fatigant d'un groupe musculaire. « Le stimulus, en outre, écrit le savant physiologiste, est essen-
« tiellement le même qui produit les changements dans la régulation

« de l'alcalinité du sang et ceux de l'hémoglobine. Le stimulus est le
« manque d'oxygène, mais de quelle manière ce stimulus agit-il » ?

Selon l'auteur, l'explication la plus probable, c'est qu'il y a quelque
substance qui, dans des conditions normales, est complètement oxydée
dans les poumons et que, dans les grandes altitudes, traverse le poumon en quantités normales sans être oxydée à cause de la basse pression de l'oxygène et probablement aussi à cause du temps plus long
nécessaire pour que le sang circulant dans les poumons obtienne la
pression complète de son oxygène. « Il y a, dit l'auteur, plusieurs
« faits en faveur de la supposition qu'une telle substance existe et que
« sa présence dans le sang soit la source de plusieurs des phénomènes
« qui accompagnent le manque d'oxygène ».

Dans les grandes altitudes, l'exagération des mouvements respiratoires réduit la pression de l'oxygène dans l'intérieur des alvéoles et,
d'un autre côté, augmente la quantité totale de l'hémoglobine, ce qui
augmente, à son tour, la pression de l'oxygène dans le sang au-dessus
de ce qu'elle est dans les alvéoles (HALDANE), et cependant l'oxygène
absorbé, ainsi que celui sécrété par le protoplasma alvéolaire, passe
avec plus de rapidité que dans les conditions normales vers le sang
circulant dans les capillaires, opération, celle-ci, inexplicable par les
lois de la mécanique, mais pas unique dans la physiologie des organes
glandulaires. Un exemple d'un semblable désaccord, entre un phénomène physiologique et les lois physico-chimiques, est fourni par la
glande sous-maxillaire, dans laquelle, pendant son fonctionnement, la
salive, dans son intérieur, se trouve sous une pression bien supérieure
à celle du sang contenu dans les capillaires qui entourent les éléments
sécrétoires, ainsi que dans les gros vaisseaux dont ils dérivent.

A l'appui de l'interprétation de HALDANE, viennent s'ajouter les
observations de ROGER, BOERI, GIURANNA et CAFIERO, démontrant
que le poumon neutralise par oxydation certains poisons tels que la
nicotine, la strychnine, l'atropine, etc., et des acides organiques,
actions qui se réalisent même l'organe étant retiré du thorax, à condition de faire circuler de l'air dans son intérieur. Si l'air n'intervient
pas ou s'il est remplacé par l'hydrogène, l'action anti-toxique pulmonaire n'a pas lieu. Une expérience de CAFIERO est concluante : sur un
chien, il injecte un poison par la veine jugulaire, la toxicité du sérum
du sang est déterminée sur le lapin, alors, sur un second chien, également
ment intoxiqué, dont la fonction respiratoire est entravée par un pneumothorax ou la ligature incomplète de la trachée, le sérum est beaucoup
plus toxique.

Cette fonction glandulaire de l'endothélium alvéolaire est analogue
à la sécrétion d'oxygène de la vessie natatoire des poissons (BIOT),

sécrétion qui se trouve sous l'influence du système nerveux (BOHER, nerf pneumogastrique), et qui peut être activée par la pilocarpine (DRESSER), exactement comme la fonction sécrétoire des épithéliums glandulaires en général (VULPIAN) (1).

En harmonie avec cette fonction sécrétoire du protoplasma alvéolaire, se trouve son origine embryologique, puisque ces éléments ne sont nullement un produit du tissu conjonctif ; ils proviennent du bourgeon épithélial formant la trachée et les bronches, et ce bourgeon procède de l'épithélium pharyngien, les premiers rudiments des sacs pulmonaires procédant du *proenteron*.

Il est vrai que les cellules alvéolaires n'ont pas la forme cubique comme celles des organes glandulaires en général, ni celles de la vessie natatoire des poissons, mais, dans la période fœtale et chaque fois que ses fonctions respiratoires sont suspendues, comme il arrive dans l'atélectasie et même le poumon se trouvant intègre comme cela arrive dans le farcin chez le cheval, par oblitération des vaisseaux, les cellules alvéolaires récupèrent la forme cubique, ce qui apporte la preuve que ce n'est pas l'effet mécanique de la première inspiration qui modifie la forme de ces cellules, comme le pensent KUTTHER, SCHULTZE, JALAN DE LA CROIX, *mais qu'il s'agit de la survivance d'un état antérieur*, chaque fois que les échanges gazeux respiratoires sont suspendus. Dans ces mêmes conditions, c'est-à-dire dans les cas de régénération du tissu pulmonaire décrit par PÉTRONE, KIEFFSKI, RABEL et autres, dans le pneumothorax, dans les résections pulmonaires et les néoformations qui en suivent, les ébauches des nouveaux alvéoles ont un épithélium de forme cubique. Dans la broncho-pneumonie des enfants très jeunes, et dans certaines formes de pneumonies expérimentales (pneumo-okoniose de ZENKER), la cellule peut revenir à sa forme première en subissant « une sorte de reviviscence sous l'influence des causes irritatives » (CHARCOT). Et, dans ces mêmes conditions, c'est-à-dire quand, par une cause quelconque, les échanges gazeux se trouvent suspendus, les cellules très plates *qui tapissent les parois des capillaires pulmonaires, ayant en commun avec les cellules alvéolaires d'être extrêmement perméables aux gaz, ne subissent jamais un changement quelconque dans leur forme.*

En physiologie comparée, il y a l'exemple de la loche d'étang (Cobitis), chez laquelle, quand l'intestin fait fonction d'organe respiratoire, les mêmes modifications de l'épithélium ont lieu. En outre, on ne peut pas dire que la signification fonctionnelle de certains éléments qui

---

(1) Bien avant la démonstration de Haldane, Ch. BOHR a soutenu la conception du fonctionnement actif de l'endothélium pulmonaire dans les échanges gazeux.

entrent dans la constitution des parois des alvéoles soit connue dans tous ses détails. Il n'y a pas d'accord dans les opinions. Pour les uns, les éléments sans noyaux, ainsi que les nuclées, ne constitueraient qu'une même cellule dont la portion nuclée occupe les mailles du réseau capillaire, tandis que le protoplasma abondant, aplati par effet de la fonction, recouvre les capillaires (OPPEL). Pour les autres, il s'agit de deux éléments anatomiques distincts, et les grandes plaques résulteraient, d'après NICOLAS, de la fusion de petites cellules, aplaties au moment des premières inspirations, tandis que pour LAGUESSE, les petites cellules nuclées sont des éléments jeunes pouvant perdre leurs granulations et leurs noyaux et se réduire à une mince lamelle amorphe.

Ces éléments, constitués totalement chez les vertébrés inférieurs par des cellules polygonales nuclées (TRITON, ELENZ et SCHMIDT), arrivent chez l'homme, par des différenciations progressives, à être constitués, comme l'ont démontré les nitratations de KUTTNER, KŒLIKER, CADIAT, LAGUESSE, par deux sortes d'éléments dissemblables : de petites cellules nuclées (18 à 20 μ), à protoplasma grenu, et de larges lamelles polyédriques (de 40 à plus de 100 μ). Les éléments nuclés sont « à angles arrondis », souvent un peu allongés ou réunis par groupes, souvent par files de 2 à 4 (LAGUESSE), possédant dans leur intérieur des *condriocontes* et des *mitochondries* (MÈVES et TSUKAGUSCHI, 1914), et, dans les grandes lamelles, « des lignes d'imprégnation peuvent y pénétrer ou aboutir à une petite cellule qui parait comme y pénétrer comme incluse au milieu de la plaque » (LAGUESSE). Il n'est pas probable que les cellules granuleuses nuclées participent à la fonction respiratoire, au moins d'une manière directe, car très souvent elles sont situées par groupes dans les mailles du réseau capillaire, *fosselles intercapillaires* de RENAUT, et *épithélium comblant* de Mathias DUVAL, se trouvant, par conséquent, hors des régions où s'effectuent les échanges gazeux.

Quant à l'opinion qui voit dans ces cellules des structures *jeunes destinées à se transformer dans les lamelles amorphes*, elle attend encore sa démonstration. Les modifications du noyau qui indiquent qu'une cellule est en voie de l'éliminer n'ont été décrites ni à l'état physiologique, ni pathologique. Étant munis de condricontes et de mitochondries, ceux-ci attributs des cellules très différenciées et en pleine activité (PRENANT), on ne comprend pas bien comment on peut considérer de tels éléments, possédant un protoplasma fonctionnel bien développé, comme des organites jeunes destinés exclusivement à se transformer « au détriment de leur vitalité pour remplacer les grandes cellules qui interviennent dans les échanges gazeux ». Et pour ce qui est de l'influence mécanique des premières inspirations sur la transformation lamelleuse des cellules alvéolaires, cette théorie est ébranlée par les faits pathologiques dans lesquels les cellules conservent leur forme cubique, sans que l'acte inspiratoire (mécanique), soit suspendu : en effet, la seule suppression des échanges gazeux (embolies des capillaires pulmonaires dans le farcin), et le manque de leur rétablissement (tissu pulmonaire récemment régénéré), déterminant dans un cas le retour et dans l'autre la conservation de leur forme cubique.

Le condrome et ses dérivés, structures qui entrent dans la constitution des cellules ayant les fonctions les plus variées, doivent donc participer aussi à la fonction sécrétoire. A propos des « *croissants* » de GANUZZI ou « *lunules* » de HEIDENHAIM, logés dans les glandes sous-maxillaires, constitués par de petits groupes de trois ou quatre éléments cellulaires nuclés, chargés de granulations, on pensait également ment qu'ils représentaient de *jeunes cellules de remplacement*, jusqu'à ce que RANVIER (1870), répétant une expérience de HEIDENHAIM, démontrât que les *croissants* de GANUZZI prennent une part très importante à la sécrétion salivaire, selon le mode *mérocrine*, fournissant un produit tout à fait différent de celui élaboré par les cellules mucigènes, un produit séreux contenant les ferments de la salive. Ainsi donc, en présence des deux éléments cellulaires si différents entrant dans la constitution des parois alvéolaires et des deux fonctions si différentes des éléments sécrétoires du poumon, sécrétion d'oxygène d'une part et sécrétion de ferments d'autre part, n'y a-t-il pas lieu de voir des analogies anatomiques et fonctionnelles entre la constitution anatomique des parois des alvéoles, la fonction sécrétoire mixte, pulmonaire, et les glandes salivaires à sécrétion mixte ?

L'expérience réalisée par HEIDENHAIM, mais mal interprétée par lui, puis par RANVIER et parfaitement comprise, qui consiste à examiner la conduite de l'épithélium des glandes sous-maxillaires avant et après un fonctionnement excessif, provoqué par l'excitation électrique de la corde du tympan, pourrait très bien se reproduire dans le cas du poumon, en employant comme excitant le manque d'oxygène, un des stimulants naturels de la fonction sécrétoire de l'endothélium alvéolaire, ce qui, vraisemblablement, doit donner des renseignements intéressants sur le rôle fonctionnel de cellules nuclées, granuleuses, ou bien s'il n'y aurait pas, au sein du tissu conjonctif pulmonaire de ces cellules qui élaborent des graines de sécrétion, cellules *rhagiocrines* de Renaut.

Dans l'alvéolite à type pneumonique, qui joue un rôle si important dans la tuberculose pulmonaire chronique, décelée par la présence de gouttelettes d'albumine, de cellules alvéolaires et de fragments de noyaux dans les crachats (BEZANÇON, DE JONG et BRAUN), l'albumine est, à ce qu'il paraît, originaire des cellules alvéolaires, mais cette alvéolite ne doit pas être le processus qui provoque l'apparition des corps protecteurs contenus dans les crachats, puisque les tuberculeux éliminent de l'albumine, en l'absence des signes révélateurs d'une alvéolite inflammatoire.

Les observations que nous avons pu faire nous ont portés a envisager *l'albuminurie pulmonaire tuberculeuse* comme un témoin de la présence de l'élément salutaire spécifique ; ayant trouvé chez les tuberculeux une certaine correspondance entre la quantité de l'albumine éliminée (procédé d'ESBACH), et l'intensité des effets obtenus sur la néo-formation sanguine ; mais ces observations n'ayant pu être conduites d'une manière systématique, cette phase du problème exige une étude très minutieuse sur un grand nombre de malades dont nous n'avons pu disposer.

Cette action sur l'hématogénèse d'un produit d'origine organique n'est d'ailleurs pas unique. LAMSON a trouvé que l'hyperglobulie provoquée par l'injection d'épinéphrénine, est due à une intervention d'origine hépatique, démontrée par le fait que, lorsque la circulation artérielle de cet organe est temporairement suspendue, l'effet de l'épiphrénine n'a pas lieu ; mais, dès que l'obstruction apportée à la circulation hépatique est supprimée, la polyglobulie se reproduit. Cette polyglobulie ayant lieu après l'extirpation de la rate, de tout le tube intestinal, du pancréas et de l'omentum, le rôle du foie dans sa production est évident.

L'auteur est d'avis que l'épiphrénine est apparemment un des agents le plus capable d'augmenter la régénération globulaire, se basant sur ce que toutes les conditions physiologiques et pathologiques qui, demandant une augmentation du contenu du sang en oxygène, sont à même de stimuler la sécrétion des supra-rénales : massage abdominal, asphyxie, frayeur, etc. Une preuve à l'appui de la théorie de LAMSON, c'est l'absence de polyglobulie après la frayeur, l'asphyxie et autres conditions qui l'engendrent, chez les animaux ayant subi l'extirpation des glandes supra-rénales. Ces phénomènes se trouvent en accord avec le rôle des glandes supra-rénales dans la mobilisation du sucre dans les cas de demandes urgentes d'origine musculaire, comme il a été suggéré par CANONN et ses collaborateurs. Le mécanisme invoqué par LAMSON serait-il celui qui est en jeu dans nos observations, en ce qui concerne la réaction sanguine ? Une étude approfondie de la conduite de la tension artérielle chez les malades avant et après l'injection du produit en question, et le résultat des injections de l'émulsion chez les animaux ayant subi l'extirpation des glandes supra-rénales, doivent contribuer à éclaircir la nature des phénomènes.

Les expériences de Camus et Porak (1913), ont appris que les effets des intoxications sont souvent atténués par les opérations combinées des divers organes, ce qui est particulièrement le cas pour les glandes à sécrétion interne. Par exemple, les animaux auxquels on a enlevé les capsules surrénales sont plus sensibles que les animaux normaux au curare et à la strychnine, et cependant le mélange de ces poisons avec la sécrétion des surrénales ne le protège pas du tout. Renseignés par ces expériences, nous mélangeâmes l'émulsion des crachats, préparés comme il a été exposé, avec de la tuberculine, sans réussir à neutraliser ses effets chez les cobayes tuberculeux, ce qui démontre que son action sur les phénomènes d'origine toxique n'est pas directe, au moins sur ce produit bacillaire.

En ce qui concerne le *modus operandi* du processus réparateur provoqué par l'émulsion des crachats stérilisés, ainsi que par le filtrat, nous nous trouvons conduits à le considérer comme très analogue sinon identique à celui du pneumo-thorax artificiel.

Dans un travail antérieur, nous avons discuté *in-extenso* les données qui nous ont guidés pour attribuer en dernier terme les effets favorables, quelquefois surprenants, de la méthode de Fornalini, à une action humorale spécifique, et non exclusivement comme effet du repos de l'organe et de la désintoxication apportée par l'immobilisation et la compression du poumon avec le relèvement de l'état général qui s'ensuit.

Après une longue étude de la question, nous arrivâmes à attribuer les effets du pneumo-thorax artificiel, « quelquefois si rapides qu'ils résultent presque du mystérieux » (Ringer), à la pénétration dans la circulation générale, par expression du tissu pulmonaire, des corps protecteurs de formation locale (Breccia) (immunisation passive), ainsi qu'à une immunisation active par la stimulation de l'hématogénèse, comme conséquence de la suppression plus ou moins étendue de la surface respiratoire pulmonaire (Burker, Ederle et Kirchen). Actuellement, de plus, à la pénétration dans le milieu intérieur de l'hormone hématogénétique élaborée par le poumon, lequel serait le facteur dominant dans l'évolution salutaire des événements, quelle que soit la voie de sa pénétration dans le sang circulant, par le mécanisme de l'immunisation active, collatérale de Wright, ou bien au moyen de sensibilisatrices (Roux), ou par la mise en liberté des récepteurs formés sous l'influence des *autoinoculations*, qui, pour une cause ou une autre, n'arrivent pas à se détacher des cellules de leur origine. Dans nos observations, les effets antitoxiques et anti-infectieux se réalisent évidemment par l'introduction dans le *milieu intérieur* du ou des éléments protecteurs élaborés dans l'intimité du tissu pulmonaire, capables d'éveiller le processus immunisateur, tandis que, par le procédé de Fornalini, les mêmes éléments seraient introduits dans la circulation générale par l'expression de l'organe, avec des résultats chimiques analogues trait pour trait entre les deux cas, à condition que les forces de l'organisme soient en état de répondre à la provocation de l'agression microbienne, ou que les organes de la défense ne se trouvent déjà épuisés.

A l'absence d'une réponse précoce et appropriée, aux auto-inoculations, appartiennent les cas de tuberculose pulmonaire *peu avancés*, chez lesquels les résultats sont nuls et même quelquefois désastreux, précisément comme effet direct de l'immobilisation et de la compression de l'organe, à un moment où les agents qui provoquent l'élaboration des corps immunisants ne se trouvent pas encore parmi les produits pulmonaires. Au contraire, si les réactions humorales sont à même de se réaliser, le pneumo-thorax artificiel, même incomplet (pneumo-thorax incomplet, suffisant, d'Ascoli), sans arriver à produire la compression complète, ni à supprimer la communication de l'intérieur du poumon avec l'air extérieur, suffit à apporter des effets favorables. Toute l'histoire clinique et expérimentale de la pathogénie de la tuberculose pulmonaire démontre pleinement que la suppression de l'action trophique de la fonction et la compression de l'organe sont *per se* des facteurs très favorables à la propagation et à la prospérité de l'invasion bacillaire.

D'autre part, comment comprendre que le repos soit si extraordinairement favorable quand l'organe se trouve profondément détérioré et que les résultats du repos soient nuls et même nuisibles à une période bien plus propice pour obtenir la guérison ?

La variable conduite de cette action humorale viendrait expliquer pourquoi les effets sont parfois si surprenants, avec la rapidité que l'on n'observe que dans les cas d'immunisation passive, en général, restant au contraire nuls, très lentement développés ou nocifs dans des circonstances où les indications de l'intervention paraissent des plus évidentes.

En somme, le rapprochement que nous croyons pouvoir faire des deux méthodes nous semble être légitimé par les résultats *cliniques*, si exactement comparables qu'ils apportent, surtout chez les phtisiques absolument désespérés, hors de toutes les ressources de l'arsenal thérapeutique, ce qui, à notre avis, constitue de ce chef un nouvel argument à l'appui de l'action anti-tuberculeuse du pneumo-thorax artificiel par le mécanisme d'une réaction auto-humorale.

III

Il a été dit ci-dessus que nous choisissons, pour la préparation de l'émulsion, des crachats provenant *de sujets présentant l'histoire de la formation d'une excavation plus ou moins précoce*, et chez lesquels la maladie présentait les allures d'être en quelque sorte localisée.

Cette conduite nous fut suggérée par les analogies que nous voyions entre les cas de cette catégorie et le fait observé par Koch (1891), connu sous le nom de « phénomène de Koch », consistant en ce qu'un cobaye tuberculeux ne réagit pas à une nouvelle infection de la même manière qu'un cobaye neuf.

Dans le premier cas, il se produit, dès le troisième jour, à l'endroit de la réinoculation, une forte réaction suivie de nécrose, de l'élimination du tissu nécrosé et de guérison définitive sans que les ganglions correspondants se soient tuméfiés. Chez le cobaye neuf, au contraire, la plaie produite par l'inoculation guérit ordinairement, puis, 10 ou 14 jours après, apparaît au point inoculé un nodule qui s'ouvre et conduit à la formation d'un ulcère persistant jusqu'à la mort de l'animal, avec tuméfaction des ganglions lymphatiques correspondants.

Le premier résultat s'obtient aussi bien avec des bacilles morts, pourvu que les doses soient convenablement choisies, ce qui démontre, une fois de plus, que, la faculté de reproduction exceptée, le bacille tuberculeux a le singulier privilège de conserver après sa mort plusieurs de ses propriétés biologiques, pathologiques et physico-chimiques.

Il fut impossible à Koch de fournir une explication de ce fait, et ses successeurs immédiats ne comprirent non plus la véritable signification, n'ayant vu dans le phénomène qu'un simple effet nécrotisant et curatif de la seconde infection sur le foyer de la primo-inoculation, c'est-à-dire un phénomène inflammatoire local, tout à fait banal (Pfeiffer), interprétation qui suggéra à Koch la tuberculinothérapie.

Cette manière simpliste d'envisager les résultats expérimentaux fut

généralement admise et il fallut les expériences de De Schweinitz et de Trudeau, en Amérique, de Calmette et ses collaborateurs, en France, pour « attirer l'attention sur les conséquences qui en dé-
« coulent, et pour montrer qu'il constitue le pilier fondamental sur
« lequel nous allons avoir à édifier toute la doctrine moderne de la
« prophylaxie antituberculeuse » (Calmette).

Plusieurs des expériences de Romer et Jozeph démontrèrent, en outre, que l'immunité contre la surinfection n'est pas seulement locale, mais qu'il s'agit aussi d'une immunité de tout l'organisme.

De leur côté, Kraus, Gross et Volk, en opérant sur des singes, ont obtenu les mêmes résultats que sur le cobaye et chez le mouton (Romer et Joseph), et ces expériences ont une signification de la plus haute importance car, étant donné les relations biologiques et patho-logiques existant entre le singe et l'homme (susceptibilité du singe à contracter la variole, le typhus, la syphilis, la paralysie infantile), ce qui révèle des relations phylogéniques, elles apportent une nouvelle preuve à l'appui de la validité de la loi Marfan-Calmette, qui énonce qu'une première infection protège l'homme et les animaux contre une nouvelle infection, et, en même temps, ces expériences annulent les objections de Dluski contre l'application à l'homme (comme étant inutile), des effets obtenus sur les animaux inférieurs.

De plus, les annales de la clinique nous fournissent des faits qui reproduisent si exactement, par leur nature, leur évolution et leurs conséquences, ce que l'expérimentation provoque chez les animaux inférieurs, suivant la technique de Koch, qu'ils sont sujets à la même interprétation.

Nous faisons allusion aux cas de tuberculose pulmonaire présentant des signes cavitaires, relativement précoces, comme conséquence de la désintégration et de l'élimination d'un foyer tuberculeux plus ou moins isolé, sans tendance à s'étendre, les malades éprouvant fréquemment un grand soulagement avec tendance de la maladie à se localiser *et même quelquefois ayant comme conséquence une guérison complète.*

Cette catégorie de cas a été décrite magistralement par Laënnec, et, à ce propos, il consigna, *un siècle avant l'ère pastorienne*, des réflexions aussi rapprochées que possible à cette époque de la véritable signifi-cation de ces épisodes cliniques.

Parmi les cas relatés dans son immortel ouvrage, nous reproduisons un des plus remarquables, ainsi que ses appréciations, pour le bénéfice de ceux de nos lecteurs qui ne pourront consulter l'original, afin qu'ils puissent connaître la justesse des interprétations de ce vaste et lucide esprit.

« M. G., Anglais, trente-six ans, d'une assez forte constitution,

« éprouva, au commencement de septembre 1813, une hémoptysie
« suivie d'abord d'une toux sèche et, au bout de quelques semaines,
« de l'expectoration de crachats jaunes et puriformes. A ces symp-
« tômes se joignit une fièvre hectique bien prononcée, une dyspnée
« considérable et des sueurs nocturnes abondantes. L'amaigrissement
« faisait des progrès rapides et les forces diminuaient dans la même
« proportion. La poitrine résonnait bien dans toute son étendue,
« excepté sous la clavicule et l'aisselle droite. L'hémoptysie reparais-
« sait de temps en temps, mais avec une abondance médiocre. Dans
« le courant de décembre, il se manifesta une diarrhée qui ne fut
« modérée qu'avec beaucoup de peine par l'opium et les substances
« gommeuses. Au commencement de janvier, le malade était arrivé
« à un degré de marasme et d'affaiblissement tel qu'on pouvait
« s'attendre chaque jour à le voir succomber. MM. HALLÉ et BAYLE,
« qui le virent en consultation emportèrent ainsi que moi ce jugement.
« Le 15 janvier 1814, le malade éprouva une quinte de toux plus
« forte qu'à l'ordinaire, et, après avoir rendu des crachats de sang
« presque pur, il expectora une masse de consistance ferme et de la
« grosseur d'une petite noisette. Je fis laver cette masse et je vis
« qu'elle était composée de deux substances très distinctes, l'une jaune
« opaque, de consistance de fromage, un peu friable, mais cependant
« encore assez ferme. Cette matière, qui formait à peu près les trois
« quarts de la masse, était facile à reconnaître au premier coup d'œil
« pour un tubercule qui avait éprouvé un premier degré de ramollisse-
« ment. L'autre substance était grisâtre, demi-transparente. Très
« ferme dans certains points, molle, flasque et rougeâtre dans d'autres,
« et ressemblait entièrement à un petit morceau de tissu pulmonaire
« en partie imprégné ou infiltré de la matière grise des tubercules
« commençants et dans l'état d'endurcissement, enfin que l'on ren-
« contre autour des masses tuberculeuses un peu volumineuses et
« des excavations ulcéreuses. D'après cet accident et l'état général
« du malade, je ne doutais pas qu'il dût succomber dans quelques
« jours et peut-être dans quelques heures. L'amaigrissement était
« porté au dernier degré et, depuis près de trois semaines, le malade
« ne pouvait se soutenir sur ses jambes, même quelques instants. La
« pesanteur spécifique même était tellement diminuée, qu'à cette
« époque, quoiqu'il eût près de six pieds, un homme de force moyenne
« a pu le transporter sans peine sur les deux mains tendues et sans
« l'embrasser, de son fauteuil à son lit. Il resta dans le même état
« jusqu'à la fin de janvier. Au commencement de février, les sueurs
« et le dévoiement cessèrent spontanément et, contre toute espérance,
« l'expectoration diminua notablement ; le pouls qui, jusqu'alors,

« passait habituellement 120 pulsations, tomba à 80 ; l'appétit, nul
« depuis le commencement de la maladie, reparut quelques jours
« après ; le malade put faire quelques pas dans la chambre, bientôt
« l'amaigrissement diminua et, vers la fin du mois, tout annonçait
« une véritable convalescence. Dans le courant de mars, la toux cessa
« entièrement, l'embonpoint revint graduellement, les muscles re-
« prirent leur forme, le malade put monter à cheval et même faire
« d'assez longues courses. Au commencement d'avril, il était parfai-
« tement rétabli. Depuis cette époque, M. G. a presque continuelle-
« ment voyagé, changeant ainsi de climats d'une manière assez brusque,
« vivant habituellement d'une manière assez sobre et assez régulière,
« mais se laissant entraîner de temps en temps à des parties de plaisirs
« que, parmi ses compatriotes, les hommes de bonne compagnie ne
« s'interdisent pas toujours et que, en France, on appellerait des
« orgies. Il n'a éprouvé la moindre rechute et il ne tousse jamais ».
Examiné en 1818, LAËNNEC crut trouver cicatrisée l'excavation d'où
était sorti le fragment de tubercule décrit. « L'absence totale de la
« toux, de la dyspnée et de l'expectoration depuis si longtemps ne
« permit guère de soupçonner qu'il puisse exister chez lui d'autres
« tubercules, et je pense, en conséquence, qu'il est parfaitement guéri. »
Examiné en 1824, à Rome, par le Dr CLARK et par LAËNNEC, qui le
trouva dans le même état de bonne santé qu'en 1818.

LAËNNEC, pessimiste qu'il était sur la curabilité de la phtisie à la
première période, s'exprime en ces termes pleins d'enseignement sur
la provenance de la maladie à la période cavitaire : « Les observations
« que l'on vient de lire prouvent, ce me semble, que les tubercules du
« poumon ne sont pas, dans tous les cas, une cause nécessaire et inévi-
« table de mort, et qu'après que le ramollissement a formé dans l'inté-
« rieur du poumon une cavité ulcéreuse, la guérison peut avoir lieu de
« deux manières : ou par la conversion de l'ulcère en une fistule ta-
« pissée, ou par une cicatrice plus ou moins parfaite et de nature cellu-
« leuse. Ces considérations doivent porter à ne pas perdre toute espé-
« rance dans les cas de phtisie pulmonaire dans lesquels la percussion
« et l'exploration par le cylindre indiquent que la plus grande partie
« du poumon est encore perméable à l'air et dans des circonstances
« semblables, quoiqu'on puisse prononcer avec certitude qu'un malade
« pectoriloque a une excavation ulcéreuse dans le poumon, on pourrait
« quelquefois se tromper en assurant qu'il succombera. On peut même
« dire, en général, que quand les crachats sont jaunes et opaques,
« l'amaigrissement considérable, la fièvre hectique très intense, et, en
« un mot, les symptômes ordinaires de la phtisie très prononcés, *on
« doit le regarder en quelque sorte comme d'un moins fâcheux augure*

« lorsque la pectoriloquie est en même temps manifeste, que lorsqu'ils
« existent sans ce phénomène : car, dans le premier cas, on peut les attri-
« buer aux efforts de la nature pour le ramollissement et l'évacuation de
« la matière tuberculeuse, et espérer qu'ils cesseront quand l'excavation
« sera tout à fait vide, si, d'ailleurs, la plus grande partie du poumon
« paraît saine d'après les résultats de l'exploration de la respiration.
« Dans le second cas, au contraire, on doit penser qu'il existe un grand
« nombre de tubercules, puisqu'ils déterminent des effets généraux et
« très graves avant que le ramollissement soit assez avancé pour pro-
« duire des cavités ulcéreuses... Au reste, la guérison, dans les cas de
« phtisie pulmonaire où l'organe n'a pas été entièrement envahi, ne
« présente, ce me semble, aucun caractère d'impossibilité, ni sous le
« rapport de la nature du mal, ni sous celui de l'organe infecté, car les
« tubercules du poumon ne diffèrent en rien de ceux qui, placés dans
« les glandes, prennent le nom de scrofules et dont le ramollissement
« est, comme on le sait, suivi très souvent de guérison parfaite.

« Quant aux faits particuliers que j'ai rapportés pour prouver la
« possibilité de la guérison de la phtisie pulmonaire, je pense que tout
« observateur attentif et qui voudra employer les mêmes moyens que
« moi, c'est-à-dire l'auscultation médiate et l'ouverture des cadavres,
« en rencontrera fréquemment de semblables. Tout me porte à croire
« que ces cas sont extrêmement communs. Les exemples que j'ai
« apportés se sont offerts à moi dans l'espace de quelques mois, et,
« dans le même temps ou depuis, j'en ai vu beaucoup d'autres. Je ne
« crois pas pouvoir attribuer cette circonstance à une réunion fortuite
« de cas rares de leur nature, mais bien plutôt à la fréquence de ce cas ».

A l'interprétation de LAËNNEC, on ne saurait jamais rien retrancher.

Il est évident qu'il comprit l'existence d'une loi, d'une relation
causale entre le phénomène éliminatoire d'un foyer tuberculeux et
l'extinction du processus morbide, mais le terme essentiel du problème
lui manquant tout à fait, il lui fut impossible d'aller plus loin.

JACCOUD, écrivant à une époque beaucoup moins éloignée (1881),
comprit également l'influence que peuvent avoir certains processus
ulcéreux, tuberculeux, des poumons, sur l'épuisement de la maladie.
A propos d'une de ces malades, femme de 75 ans, morte d'une cardio-
pathie, phtisique dans son passé, sans aucun symptôme depuis 20 ans,
en présence des résultats de l'autopsie, le savant clinicien s'exprime
en ces termes : « L'autopsie a confirmé le diagnostic de phtisie guérie
« en nous faisant voir dans le lobe supérieur droit une caverne dépas-
« sant le volume d'une grosse noix, revêtue dans tout son pourtour
« d'une épaisse membrane fibro-conjonctive et maintenue béante par
« l'adhérence de tout le lobe à la paroi thoracique. Il n'y avait aucune

« autre trace de lésion tuberculeuse, le foyer initial avait été unique
« et la diathèse était pour ainsi dire épuisée ; après cette première
« manifestation, la guérison locale avait été le signal de la guérison
« de la maladie. Dans ce cas, comme dans tous les faits similaires, la
« formation précoce d'une perte de substance, d'une caverne par
« ramollissement, destruction et élimination des parties malades avait
« été évidemment favorable ». Après la narration d'un autre cas analogue, l'auteur continue : « Dans ce fait comme dans le précédent, la
 formation des cavités a été une circonstance salutaire. La guérison
« de la phtisie à la période d'ulcération n'est pas uniquement démon-
« trée, je m'empresse de vous le dire, par l'examen cadavérique ;
« l'observation clinique peut, sans témérité, se permettre de l'affirmer
« lorsque les faits sont précis, lorsque l'histoire du malade peut être
« reconstituée avec exactitude et sans lacune, lorsqu'on peut établir
« une comparaison rigoureuse entre l'état actuel, interprété comme
« état de guérison, et l'état morbide antérieur, jugé, soit d'après une
« observation directe, soit d'après un rapport émanant de médecins
« dont la loyauté et la compétence sont également dignes de foi.

« J'ai vu un certain nombre de cas de ce genre qui remplissent à
« mes yeux toutes les conditions requises de la guérison de la phtisie
« à la période de caverne... »

A propos d'une de ces observations, il fait les remarques suivantes :
« A la guérison locale, le malade lui a dû *une immunité complète pendant*
« *un grand nombre d'années*, à en juger par les caractères anatomiques,
« mais la diathèse n'était point épuisée, ou bien elle s'est réveillée à
« l'occasion de mauvaises conditions hygiéniques qu'il avait subies
« dans les trois dernières années, et une manifestation suraigue a
« annihilé la guérison de la première atteinte... La phtisie n'a pas
« toujours une marche continuellement progressive, elle procède aussi
« par attaques que séparent souvent de très longs intervalles, pour
« chaque foyer tuberculeux considéré isolément, la caverne est bien,
« en effet, la lésion finale au point de vue chronologique, mais elle
« n'est point pour cela la lésion finale de la maladie ; d'un autre côté,
« *elle n'est point du tout la lésion finale au point de vue de la gravité* ;
« elle n'est point par elle-même l'indice d'un danger plus grand ou
« d'un péril plus prochain ; en soi et par elle seule, la caverne n'apporte
« aucune modification constante dans la prognose, bien loin de l'assom-
« brir, *elle peut être le signe d'une légitime espérance* ; tout dépend des
« conditions du malade au moment où l'ulcération s'effectue, de l'éten-
« due de cette dernière et de l'importance des lésions préexistantes.

« Si donc, pour un foyer donné, cette condition est réalisée de bonne
« heure, à un moment où l'état général du patient n'est pas encore

« trop gravement compromis par la maladie, si les parois de la cavité
« ainsi formée ne sont pas elles-mêmes infiltrées de tuberculose, l'élimi-
« nation des éléments tuberculeux, qui sont, dans l'espèce, le produit
« morbide, nuisible et dangereux, va permettre le travail de cicatri-
« sation et ce travail est d'autant plus certain, d'autant plus rapide
« que la constitution de l'individu est restée plus intacte.

« Bien loin donc que la caverne, même précoce, soit l'indice d'une
« gravité plus grande ou plus immédiate, *elle peut être, dans les condi-*
« *tions indiquées, le signal et le moyen de la réparation la plus salutaire* ;
« qu'un foyer ainsi guéri par l'élimination soit unique, que l'organisme
« délivré de son produit anormal doive à cette délivrance le terme de
« sa disposition phymatogène, *et ce n'est plus seulement une lésion locale*
« *qui est temporairement guérie, c'est la maladie même qui prend fin,*
« *soit pour toujours, soit jusqu'au moment où une influence hygiénique*
« *ou pathologique nocive vienne redonner une nouvelle activité à la dia-*
« *thèse endormie.* Cette heureuse évolution n'est pas absolument rare
« dans la phtisie pneumonique à foyers circonscrits et peu nombreux ;
« déjà, dans ma clinique, j'ai rapporté des exemples bien démons-
« tratifs...

« Dans ces conditions, je le répète, *l'ulcération et l'élimination pré-*
« *coces sont des phénomènes de bon augure* ; la formation cavitaire peut
« bien être envisagée alors comme un stade terminal, non parcequ'elle
« représente, selon l'idée commune, la phase ultime, la plus grave de
« la maladie, mais, tout au contraire, *parce qu'elle est le point de départ*
« *de la réparation et de la guérison* » (1).

La signification de tels phénomènes, que tout médecin a dû rencon-
trer dans le cours de sa carrière, comme étant, dans la tuberculose
pulmonaire chronique, l'expression d'un processus immunisatoire de
la même nature que celui du phénomène de Koch, fut le point de départ
de la conduite que nous adoptâmes, employant de préférence l'expectoration des cas de cette catégorie pour la préparation de l'*inoculum*, et,
bien qu'à cause du manque de matériel l'investigation de cette phase
de la question n'a pas l'extension nécessaire, nous pûmes cependant
observer des effets favorables d'une marche plus rapide lorsque nous
employions des crachats choisis de la sorte.

En accord avec nos points de vue, l'expérience de tous les physiologues démontre, au sujet des indications du pneumo-thorax artificiel,
que les meilleurs effets s'obtiennent à la période ulcéreuse. Fornalini
établit comme règle de conduite d'initier le traitement *dès le premier
moment où l'on peut apercevoir les signes d'ulcération* (cité par Morelli).

----

(1) Ces mots soulignés dans les citations de Laënnec et de Jaccoud ne le sont
pas dans les textes.

Morelli croit que, pour que le pneumo-thorax soit efficace, il est nécessaire qu'il existe des foyers avec des *dégénérescences caséeuses* et, au contraire, que le traitement dans les formes initiales serait inefficace et contre-indiqué.

Schur, Plaschke et Sorgo conseillent de n'employer la méthode que dans les *cas avancés*, les formes initiales ne recevant aucun bénéfice.

D'après les autopsies de Burnand, *les lésions purement infiltrantes, caséeuses, guérissent avec plus de lenteur que les lésions cavitaires.*

Dumarest et Murard, après avoir signalé les contre-indications de la méthode dans les tuberculoses abortives, bénignes, dans les formes saprophytiques très lentes, dans les formes fibreuses, dans les formes diffuses à distribution bronchique, accompagnées d'épiphénomènes inflammatoires étendus, etc., disent qu'avec « les formes à tendance casé- « euses et à distribution topographique lobaire, qui sont le plus ordi- « nairement à prédominance uni-latérale et qui n'évoluent que d'un « côté à la fois, la question change, et nous voyons apparaître les véri- « tables indications du pneumo-thorax. Elles seront d'autant plus « belles et plus impérieuses que la tendance caséeuse sera plus avérée « dès l'origine, plus rapide et mieux localisée. C'est le cas *en première* « *ligne, des ulcéreuses extensives localisées et des caséeuses congestives* « *des jeunes sujets et particulièrement des jeunes filles à évolution des-* « *tructive rapide* et fréquemment hémoptoïque ».

Berthier (de Grasse), formule son opinion en ces termes : « L'indi- « cation type, indiscutable, du pneumo-thorax artificiel est réalisée « par l'existence d'un foyer évolutif, fébrile, unilatéral, à *lésions* « *caséeuses ulcérées*, sans atteintes morbides d'un autre organe chez « un sujet d'âge moyen » (1).

Cet enseignement, fruit d'une savante et longue expérience, conduit nécessairement à l'interprétation que le pneumo-thorax artificiel est indiqué comme produisant des effets salutaires chez les sujets *sur- infectés* et dont le processus immunisant se trouve initié ou dans des conditions de l'être par une primo-infection, plus ou moins locale, et, tout au contraire, qu'il est inutile et même d'effet désastreux dans les circonstances où l'organisme n'a pas pu mettre en mouvement le mo- teur immunisant à cause d'une infection trop massive, trop générali- sée, dans un terrain vierge, ou à cause de l'épuisement des forces de l'organisme.

Dans le terrain expérimental, entre les mains de Schur et de Plaske les lapins sur lesquels ils pratiquèrent le pneumo-thorax artificiel et, ensuite, l'infection par la voie veineuse ou trachéale, tous moururent

---

(1) Les mots soulignés dans ces citations ne le sont pas dans les textes.

très rapidement, parce que, vraisemblablement, dans de telles conditions, à cause de la *virginité du terrain* et de son envahissement subit par une dose massive de virus, la maladie prend le dessus avant que les réactions défensives puissent avoir lieu.

Enfin, que ce soit par tout autre mécanisme que celui que nous invoquons comme présidant à l'évolution des phénomènes provoqués dans nos observations, en tous cas, les résultats sont si justement comparables à ceux du pneumo-thorax artificiel qu'il est à prévoir que l'emploi du produit d'origine pulmonaire, une fois isolé, arrivera à le remplacer par suite des grands avantages en sa faveur, tels que : absence des sérieux accidents, même quelquefois mortels, auxquels expose toujours la méthode de Fornalini, absence des complications pleurales qui viennent entraver plus ou moins, dans 50 0/0 des cas, la continuation du traitement, et, enfin, la possibilité de son application à un grand nombre de cas pour des raisons faciles à comprendre.

Dans ce travail, nous n'avons pas étudié la relation existant entre les anticorps (agglutinines, précipitines, opsonines), et les phénomènes cliniques observés, parce que jusqu'ici on n'a pas pu trouver l'existense d'un parallélisme quelconque entre la quantité des anticorps et l'évolution de la maladie. Il n'existe encore aucune preuve de ce que, dans la tuberculose, les anticorps donnent la mesure de l'immunité existante, ainsi que l'indique le professeur Calmette.

Particulièrement, le *modus operandi* des corps protecteurs, qui explique d'une manière satisfaisante le mécanisme de la *résistance du terrain* aux opérations tuberculigènes du bacille, est encore inconnu. Les anticorps, au moins isolément, ne semblent pas pouvoir produire ce résultat dans la bacillose, puisque les agents qui déterminent la formation de ces corps n'ont pas d'effets empêchant l'œuvre du bacille, tandis que les mêmes agents ont une grande influence sur certaines infections aigues (Corper-Haekton). Le sang des phtisiques contient des anticorps en quantité.

Quant au sérum, nous n'avons pas non plus déterminé sa teneur en anticorps, parce que leur quantité n'a donné dans aucun cas la mesure de la valeur thérapeutique des sérums en général (Jossuet-Calmette). Des sérums antituberculeux des plus pauvres en anticorps, celui de Marmorek, entre autres, n'ont pas d'effets inférieurs à ceux des sérums bien pourvus de ces corps. Le sérum de Ruppell et Rickmann, le plus riche en anticorps, se trouve parmi les moins efficaces.

Il s'agit ici d'une inconnue que l'expérimentation n'a pas encore réussi à élucider. « Malheureusement écrit le professeur Calmette, « il semble aujourd'hui bien démontré qu'il n'existe aucun parallé-

« lisme entre l'abondance d'anticorps dans le sérum et la résistance
« à la maladie ».

Il est évident que l'immunité active est intimement liée à une multitude d'opérations cellulaires et inter-cellulaires, et, de ce que quelquesunes de ces opérations soient en fonction (formation d'anticorps), il
ne s'ensuit pas du tout que l'ensemble de ces opérations se trouve
réalisé. A ce sujet, la tuberculose offre une preuve à l'appui, car, ainsi
qu'il a été démontré, la quantité des anticorps formés sous n'importe
quelle influence ne donne nullement la mesure de la résistance de
l'organisme atteint ; RÖMER et JOSEPH, dans plusieurs de leurs observations, ne parvinrent pas à trouver dans le sang de leurs animaux
d'anticorps spécifiques, quoiqu'il s'agissait d'animaux (moutons),
immunisés contre la tuberculose.

En connaissance de ces antécédents, ne disposant pas du temps
nécessaire, puisque nous avons presque travaillé sans aucune collaboration, c'est exclusivement dans le terrain clinique que nous avons
cherché le critérium pour juger les qualités des produits obtenus.

Il va sans dire que le nombre des observations cliniques et expérimentales qu'il nous est possible d'apporter est très restreint, mais les
ressources dont nous pouvions disposer ne nous permirent pas de continuer les essais plus longtemps et, beaucoup moins, sur une plus vaste
échelle. D'ailleurs, il nous semble que, par la netteté et la qualité des
faits apportés, il est possible d'espérer que les résultats ultérieurs
seront les mêmes et encore plus féconds, vraisemblablement, une fois
que le ou les agents provocateurs des réactions salutaires seront mieux
connus et dépourvus de toute substance antagonique ou inutile.

En faisant connaître notre travail, nous n'avons aucune autre prétention que de présenter des données qui indiquent une voie expérimentale et thérapeutique dans laquelle nous croyons entrevoir des
perspectives nouvelles, et si notre effort arrive à mériter l'attention
des savants qui ont si grandement contribué à l'étude de la tuberculose, nous serons pleinement récompensés de notre labeur, car jamais
nous ne nous sommes flattés de l'espoir de solutionner problème aussi
profond et si extrêmement compliqué.

APPENDICE

———

Les opérations organiques essentielles conduisant à l'adaptation de tout l'organisme à la constitution physique et chimique des climats d'altitude, renforcent la nutrition dans un sens déterminé et, de ce fait, contre la bacillose pulmonaire chronique, les forces immunisantes. Ces opérations sont nécessairement profondes et très complexes, ainsi que cela a été démontré par de nombreuses investigations faites par des savants français, avec une technique très bien conçue, et consistent, entre autres, dans un processus d'une néoformation sanguine ayant comme manifestation plus perceptible une polyglobulie plus ou moins accentuée, et, dans des cas extrêmes, le développement d'une fonction sécrétoire du poumon, étudiée par Haldane. Il est bien connu que la polyglobulie avec augmentation de l'hémoglobine élève la pression de l'oxygène dans le sang circulant, dans l'intimité des tissus, et, malgré la nécessité absolue de cet état de choses, pour que la respiration des tissus puisse se faire convenablement, surtout sous l'influence des grandes dépressions atmosphériques, certains investigateurs ont nié l'existence de cette polyglobulie sous l'influence de ces milieux, soutenant qu'il s'agit seulement d'une augmentation apparente des éléments figurés du sang, comme effet de la concentration des liquides de l'organisme, concentration qui serait produite par évaporation à la surface pulmonaire et cutanée.

Cette théorie, émise premièrement, nous croyons, par Grawitz, donna lieu à de nouvelles et multiples investigations qui ont apporté des résultats absolument contraires à cette théorie. En effet, si cette interprétation était exacte, il n'y aurait pas une augmentation totale de l'hémoglobine, ce qui a lieu ainsi que les analyses de Jaquet et Suber, de Abderhaden et Leowy et de Muller l'ont démontré. En outre, si l'évaporation des liquides organiques se produisait, il y devrait avoir une déperdition de poids, ce qui n'a pas lieu. Selon les calculs de

Dalligs, Kolls et Leowenhart, dans le cas d'une augmentation de 20 0/0 des globules sanguins, la perte par évaporation pour produire cet effet, chez un sujet du poids de 70 kgr., ne devrait pas être inférieure à 8 kgr. 200, et rien de pareil n'a jamais eu lieu dans aucun cas. Tout au contraire, d'après les observations de Foa, Guillemard et Moog, il résulte que les liquides de l'organisme sont plutôt retenus. Dans nos études sur ce sujet, non seulement nous n'avons jamais constaté une diminution de poids sous l'influence d'une grande dépression barométrique, mais, au contraire, une augmentation accentuée. Par exemple, un jeune âne, soumis pendant sept mois à une atmosphère raréfiée, correspondant environ à 0 m. 43 de mercure, augmenta progressivement du poids initial de 102 kgr. 500 à 125 kgr. La température dans la chambre pneumatique, sans être supérieure à celle du milieu ambiant, fût insupportable pour l'animal sans le fonctionnement continuel d'un ventilateur électrique, suivant le technique du Dr Hill, de Londres.

La constitution du sang de l'animal au commencement de l'expérience était comme il suit :

Érythrocytes, 4.681.250 ; leucocytes, 20.312 ; hémoglobine, 68 0/0.

A la fin de l'observation, les chiffres étaient : érythrocytes, 7.187.000 ; leucocytes, 24.687 ; hémoglobine, 100 0/0.

L'état hydrométrique de la chambre pneumatique *était supérieur à celui du milieu ambiant.*

De leur côté, Schaumall et Rosenquist obtinrent une très notable augmentation des érythrocytes chez des animaux soumis à une atmosphère *saturée d'humidité*, étant évidemment impossible que, dans un pareil milieu, aucune évaporation pût avoir lieu.

Également, l'invariable proportion des sels du sang (Miescher), la persistance du même index de réfraction du sérum (1.351), déterminée par Koranyi dans la plaine et dans les hauteurs, la fréquente disproportion entre l'augmentation de l'hémoglobine et celle des globules rouges, les expériences de Hamilton, Graham et de Nasmith et Harrinson, obtenant une augmentation de globules rouges réduisant la capacité respiratoire du sang moyennant l'inhalation d'une certaine quantité d'oxyde de carbone, sont des faits qui pugnent avec la théorie de l'évaporation des liquides organiques. Laquer, dans ses observations réalisées dans le Laboratoire International dédié à la mémoire de Mosso, dans le Col d'Olen, à 2.000 mètres d'altitude, chez des chiens auxquels il avait extrait la moitié du sang, trouva que la régénération avait lieu en moins de seize jours, tandis qu'à la pression normale elle ne se réalisait pas avant le vingt-troisième jour. En relation avec les ascensions si élevées et si rapides réalisées par les

— 73 —

aéroplanes modernes, GREGG, LUTZ et SCHNEIDER, qui ont fait des
investigations très étendues sur cette question dans le Medical Research
Laboratory du Service de l'Air, à Minéola, N. Y., ont trouvé les mêmes
réponses organiques chez l'aviateur, avec la différence qu'elles se produisent plus rapidement, sans l'uniformité dans la réponse relative
des différents mécanismes d'adaptation que l'on trouve pendant
l'ascension plus lente des montagnes. Quant aux explications qui
excluent la basse tension de l'oxygène comme cause des modifications
du sang pour les attribuer exclusivement à l'action physique de la
dépression atmosphérique, elles ont été combattues par SELLIER et
DAVID, et récemment par DALLWING, KOLLS et LEOWENHART, de
l'Université de Wistconsin. Dans leurs études, ces physiologues employèrent un réceptacle dans lequel l'oxygène fut réduit jusqu'à 10 0/0,
la *pression barométrique étant la normale*, et, dans ce milieu, ils obtinrent
une hyperglobulie évidente chez des chiens, des lapins et des rats.
« Les résultats, disent comme conclusion ces auteurs, prouvent, à n'en
« pas douter, qu'une diminution de la pression de l'oxygène de l'air
« respiré produit une augmentation des érythrocytes et de l'hémo-
« globine par unité de volume du sang, et que l'augmentation a lieu
« même à une pression atmosphérique dans des conditions qui éli-
« minent les effets physiques de la pression barométrique réduite des
« climats des hautes montagnes ».

Dans nos examens du sang des cobayes soumis à des dépressions
barométriques, nous trouvâmes des érythrocytes avec les caractères
cyanophiles signalés par FOA, que présentent ces éléments quand ils
sont d'une formation récente et prématurément lancés dans le torrent
circulatoire, la moëlle osseuse offrant des caractères nets d'une activité
cellulaire exaltée. Nous trouvâmes aussi dans deux de nos grands animaux morts accidentellement dans la chambre pneumatique, une
augmentation globulaire dans le sang recueilli dans le ventricule
gauche du cœur, ainsi que des érythrocytes réticulées de nouvelle
formation dans la moëlle osseuse, préparée selon la technique de
HARROP, de Baltimore, au moyen du bleu de crésyl cristallisé. D'un
autre côté, les investigations de KORANYI et BENCE et particulièrement celles de Paul REGNARD ont démontré que les atmosphères sur-
oxygénées réduisent le nombre des globules rouges. Quant aux autres
éléments qui entrent dans la composition des climats d'altitude (élec-
tricité, diatermisme, rayons ultra-rouges, bleus, violets, ultra-violets,
sécheresse, etc.), une heureuse expérience de KORANYI, BENCE et
SCHARL a démontré qu'aucun d'eux ne provoque la néoformation
sanguine. Ces auteurs, en effet, *réussirent à faire disparaître l'hyperglobulie qui s'était développée chez eux pendant leur séjour dans une*

grande hauteur, en faisant usage d'inhalations d'oxygène pur, sans abandonner le plateau élevé où ils se trouvaient. Cet exposé, conjointement avec les résultats obtenus par EGGER, MERCIER, FIESCHER, WOLFF, SCHRÖDER, KUNDG et HALDANE et ses collaborateurs et autres, viennent confirmer les résultats de Paul BERT et de MUNTZ ainsi que ceux de VIAULT, au Pic du Midi et pendant son voyage à la Cordillière des Andes, démontrant qu'un des premiers effets produits pendant le séjour de l'homme dans les hautes montagnes consiste dans l'exagération de la fonction normale de l'hématopoïèse et que la plus importante des adaptations de l'organisme aux basses pressions correspond à l'augmentation des globules rouges du sang, c'est-à-dire à l'élément respiratoire oxygénophore. Ces résultats sont également confirmés par les effets produits sur le sang par le masque respiratoire de KÜHN. Entre les mains de Gudzent, l'emploi de ce masque produisit chez un chlorotique, après la quatrième semaine, une augmentation de l'hémoglobine atteignant le chiffre de 331 0/0 de la valeur initiale. Enfin, en harmonie avec ces données qui démontrent l'exquise sensibilité des organes hématopoïétiques au manque d'oxygène, se trouve l'influence analogue de certains états pathologiques dans lesquels les besoins respiratoires des tissus se trouvent compromis, par exemple : dans la pleurésie (SCHRÖDER), dans l'emphysème pulmonaire (GRAWITZ, KIRLUCHI et GLAESNER), dans l'asthme bronchial (MÜTTZER, KULHUN), dans la phtisie fibreuse ou la dyspnée d'origine mécanique, qui l'accompagne invariablement, empêche le développement de l'anémie qui a lieu en l'absence de cette perturbation extrême de l'hématose, dans les Vaquez. Enfin, plusieurs cliniciens croient que la polyglobulie qui la caractérise dépend du manque d'affinité du sang pour l'oxygène, due à des causes variées (LOMMEL, KOEDAYI, MÜNZER, etc.).

BIBLIOGRAPHIE

ALLEN R. W. — *The Bacterial Diseases of Respiration and Vaccines in their treatment, Philadelphia*, 1913.

ARNOZAN et CASSAET. — Communication au *Congrès de Médecine Interne de Montpellier*, 14 Avril 1898.

ARENA. — Sur le pouvoir toxique et auto-toxique du suc pulmonaire. Glz Internaz, di med. Napoli. 1913.

ARTHUS M. — *La Physiologie*, Paris, 1920.

AUCLAIR et PARIS. — *Extraction et classification des toxines du bacille de Koch.*

AUCLAIR et PARIS. — *Leurs propriétés cliniques et biologiques.* Bulletin de la Soc. d'Etudes Scientifiques sur la Tuberculose, N° 1. Avril 1911.

BORDET. — *Studies in Immunity, collected and translated by F. P. Gay.* N.-York, 1909.

BERNARD et MASSELOT. — *Bull. de la Soc. d'Etudes de la Tuberculose* ; 11 Juin 1914.

BRANCA A. — *Précis d'Histologie*, 5° édition. Paris, 1921.

BRUNET F. L. E. — *Le suc pulmonaire.* Effets Physiologiques et Thérapeutiques, Thèse de Bordeaux, 1896.

BÜRKER, EDERLE, KIRCHEN. ZENTLALBLATT, F. — *Phisiologie.* Leipzig u. Wien, 20 Septembre 1913. Bd 27 Nos 12 et 13.

BEZENÇON DE JONG et BRAUN. — *Réaction de alvéolite au cours de la tuberculose, décelé par l'examen cytologique des crachats.* Bulletins de la Société d'études Scientifiques sur la Tuberculose. N° I, Avril 1911.

BEZENÇON et DE JONG. — *Traité de l'examen des crachats*, Paris 1913.

BEZENÇON et DE JONG. — *Valeur pratique de l'examen cytologique et chimique des crachats pour le diagnostique de l'asthme et des états asthmatiques.* Académie de Méd. de Paris, 30 Nov. 1920.

BRAUN P. FORMES. — *Clinique et pathogénie des foyers pneumoniques tuberculeux.* Thèse de Paris, 1911.

BORDET. — *Traité de l'Immunité dans les maladies infectieuses*, Paris, 1920.

BARCROFT. — *The Respiratory function of the blood.* Cambridge, 1914.

BERT, PAUL. — *Pression barométrique*, Paris, 1878.

BERHEIM, S. — *Immunisation et Sérumthéraphie*, Paris, 1897.

BOYD et WINIPEG. — *The Journal of Laboratory et Clirical médecine*, Vol. N° 2, 1919.

BROWNLEE, J. — *National Health Insurance. Medical Research Committee. An investigation into the Epidemiology of Phthisis in Great Britain and Ireland*, London, 1918.

BORREL. — *Soc. de Pathol. Exotique*, 8 Juilet 1908.

BRUNET, L. E. FELIX. — *Le Suc Pulmonaire. Effets physiologiques et Thérapeutiques.* Thèse de Bordeaux, 1896, N° 38.

BERLIOZ, F. — *Recherches expérimentales sur la vaccination et la guérison de la tuberculose.* Verneuil Tuberculose, 1888-1890.

BARD, L. — *Précis d'Anatomie Pathologique*, Paris, 1899.

BARD, L. — *Des formes Cliniques de la Tuberculose Pulmonaire.* Rapport au Congrès de Médecine de Montpellier, 1898.

CESA BINCHI. — *Contribution à la connaissance du mécanisme de l'action du suc pulmonaire.* Arch. di Farmacet. Sper. Roma, 1912.

CORPER, H. J. — *The Journ. of the American Medical Assoc.* N° 18 1921. — *Journ. Infect. Dis.* April, 1920.

CANNON-ST-H. — *Bodily changes in the Emotions of Fear, Pain, Hunger and Rage.* N.-York, 1915.

CLERC. A. — *Contribution à l'étude de quelques ferments solubles du serum sanguin.* Paris, 1902.

CARNEGIE-DICKSON. — *A Cytogical Study of the Bonemarrow.* London, 1908.

CALMETTE. — *L'Infection Bacillaire et la Tuberculose.* Paris, 1920.

CARLES et BOISSERIE LACROIX. — *Le Progrès Médical.* N° 19, 1920.

CARLES et BOISSERIE LACROIX. — *Suc pulmonaire et pleurésie purulente.* Le Progrès Médical. N° 19, 1920.

CAVAGNIS V. — *Sur l'injection sous-cutanée de matière tuberculeuse en quantité croissante.* Dans Verneuil. Etudes Expérimentales et Cliniques sur la Tuberculose. Paris 1888-1890.

COWIE-CULVER, PETERSON. — *New Specific Proteintherapy. The Journal of the Am. Assoc.* N° 4 et 5., 1921.

CUMMINS BOREL. — *Cité dans the Journal of the Améri. Med. Assoc.* N° 4, 1921.

CADIAT. — *Traité d'Anatomie Générale*, Paris, 1881.

DALLIG-KOLLS et LOWENHART. — *The mechanism adapting the oxygen capacity of the blood to the requirements of the tissus. Améric. Journal of Physiology.* Vol. XXXLX. N° I. 1915.

DANTCHAKOFF, VERA. — *Equivalence of Different Hontalopoietie antages (By method of stimulation of their stem cells). The Wistar Institute of Anatomy and Biology, Philidelphia. American Journal of anatomy.* Vol. 20, 1916. N° 3, 1916.

DUVAL-MATHIAS. — *Précis d'Histologie.* Paris, 1920.

DEMONS et BINAUD. — *Arch. Générales de Med.* Août 1894.

DLUSKI. — *Einige Bemerkungen uber die specifische Therapie der Tuberkulose. Beitr. z. klinik d. Tuberkulose.* Bd, 16.

FHARIS, W. H. — *The treatement of tuberculosis by means of the Immune substance (T. K.) Therapy. An introduction to Carl Spengler's Work on immunity and tuberculosis.* London, 1912.

C. FRANKEL et SOBERNHEIM. — *Hygienische Rundschau.* N° 3 et 4, 1894.

FUCHS, WALFING SOPHIE. — *Zur Carl Spenglerscher, Blut Zell immunital. Beiträze z. Klinik d. tuberkulose.* Band 14, Heft 2.

FIESSINGER, NOEL et PIERRE MARIE. — *Société de Biologie.* 10 Juillet 1909.

FIESSINGER, N. — *Arch des maladies du cœur et du sang.* Octobre 1909.

FIESSINGER, NOEL. — *Rôle de la lipase dans la défense antibacillaire.* Revue de la Tuberculose. Tome I N° 3. Juin 1910.

GAY, F. G. — *The Journal of Laboratory and Clinical Medecine* Vol. V. N° 2, 1919.

GOSSELIN. — *Sur l'atténuation du virus de la tubersulose dans Verneuil.* Etudes Expérimentales et Cliniques sur la Tuberculose. 1888-1890.

GLEY. E. — *Quatre leçons sur les Sécrétions Internes.* Paris, 1920.

GLEY. E. — *Physiologie.* Paris, 1891.

GREGG. — *Lutz and Schneider. The changes in the content of hemoglobine and erythrocytes of the Blood in man during short exposures to low oxygen tension American Journal of Physiology.* Nov. 1919.

GUDZENT. — *Berlin Klin.* Wosersich. N° 5. 1909.

GREHANT. — *Recherches physiques sur la respiration de l'homme.* Journal du Robin. Vol. I, 1964.

GRAHAM-HAMILTON. — *Journal of Physiologie.* Vol. XXXV, 32.

GROHE. — *Weber, d. Verhalten d. Knochenmakes in vershiedemen Krankheitz.* Ber Klin. Woreh. N° 44, 1881.

GEIKIE, COBB. — *The organs of internal secretion.* London, 1918.

HARROP. — *The oxygen consumption of human erythrocytes.* Arch. Int. Med. June 1918-1919.

HARROP. — *The effets of experimental Plethora on blood production. The Journal of Experimental Medecine August.* I. 1917.

HALDANE. — *Organism and environnent as illustrated by the Physiology of Breathing,* Oxford University Press. 1917.

HERMANN. — *Liberation of antibodies on injection of foreing proteins. Journal of infectious Deseases,* XXIII, 1918.

HAUSSER. — *Munich Med.* Worchensch. Dic. 5, 1919.

HANSEMANN.— *Die Sekundare Infection mit Tuberkelbacillen.* Verhand. d. Berliner Med. Gesselschaft. Berliner Klin. Wochensch. N° II, 1898.

HECTOEN, L. — *Journ. Infect. Dis.* July 1916, Jan. 1918 April 1920.

JACCOUD. — *Curabilité et traitement de la Phtisie Pulmonaire,* Paris. 1881.

KORANGI-BENCE et SCHARL. — *Dans Bürker-Munich Klin Woschnsch.* N° 44, 1913.

KUHN. — *Deut. Med.* Wochens. N° 45, 1868.

KOCH. — *Spengler, Zeitsch f. Hyg. u. Infectinskr.* XVIII 2.

KREHL. — *Rath. Physiolog.* Leipzig, 1906.

KRAUSS, U. — *Gross, Uber Experimentelle Haubtuberk-bei Affen.* Zentranblatt f. Bakt. Bd. 48, 1908.

KRAUS, U. — *Volk, Zur frage d. Tuberkulose Immunitat-Wien. Klin.* Wochenschs. 1910, N° 19.

LANSOM, P. D. — *The rôle of the liver in Polycythlemia a mechanism for the regulation of the red corpuscle content in the blood. Journal Pharmacological and Experimental Therapy,* 1915 VII.

LUTZ and SCHNEIDER. — *Circulatory response to low oxygen tensions. American Journal of Physiology.* Nov. 1919.

LÜDKE, BARMEN. — *Die antikorperproduction als cellularer Sekretionprocess. Berliner Klin.* Wochen. N° 23 d. 25, 1905.

LAÉNNEC. — *Traité de l'Auscultation Mediale,* Paris 1826.

LAÉNNEC. — *Traité de l'Auscultation Médiale,* Paris, 1826.

LAGUESSE. — *Trois leçons sur la structure du poumon,* Lille, 1901.

MACLEOD. — *Physiology and Biochemistry in Modern medecine,* Saint-Louis, Mosby Co, 1918.

MORAWITZ. —*Archi. Exper. Path. u. Pharmakol. Ergebn. d. Inn. u.* 1909 *Kindesheilk.*

MOSSO. — *Fisiologia dell'Uomo sulle Alpi.* Milano, 1898.

MORELLI. — *Pneumotomx Artificial.* Montevideo, 1919.

METCHNIKOFF, E. — *L'immunité dans les maladies infectieuses.* Paris, 1901.

MULLER et TANNER. — *Journ. Am. Med. Assoc.* Vol. LXVII, 204.

MARTIN, H. — *Notes sur quelques premiers essais de vaccination antituberculeuse, dans Verneuil.* Etudes expérimentales et cliniques sur la tuberculose, 1888-1800.

MARFAN. — *Arch. Gén. de Méd.* 1886, Vol. I.

NICOLLE, CESARI et JOUAN. — *Toxines et Antitoxines*, Paris, 1919.

NICOLLE. — *Les Antigènes et les Anticorps.* Paris.

NASMITH et HARISSON. — *Journal of Exper-Med.* 1910, XII.

NOTHNAGEL. — *Verhand d. Congress f. Innere Medecin. Dreirenter Congress.* Munchen, April 1895.

PASSINI et WITTGENSTEIN. — *Wien Klin. Wochunsch.* Nº 30, 1911.

J. F. M. PUJOS. — *Le Suc puamonaire dans les pleurésies purulentes.* Thèse de Bordeaux, 1900-1901.

REGNARD, PAUL. — *La cure d'altitude.* Paris, 1898.

ROGER, H. — *Le rôle protecteur du foie et du poumon.* Cinquantenaire

ROGER, H. — *Le rôle pratecteur du faie et du poumon.* Cinquantenaire de la Société de Biologie, Paris, 1899.

ROGER et LEVY-VALENSY. — *Albumino-reaction des expectorations.* La Presse Médicale. Nº 32, 1910.

RODRIGUEZ CASTROMANN. — *Nueva Ciencia antituberculosa.* Buenos-Aires, 1919.

RODRIGUEZ CASTROMANN. — *Nueva Etilogia. Nueva Profilaxia y el becilo de Ferran y los procesos tuberculogenos.* Montevideo, 1919.

RAYMOND et ARTHAND. — *Sur les moyens de rendre l'organisme réfractaire à la tuberculose.* Paris, 1887-1890.

RINGER. — *Boston Mer. and Surg. Journ.* July 12, 1917.

RANVIER. — *Les membranes muqueuses et le système glandulaire.* Leçons publiées par le Journal de Micrographie de Pelletan 1884 et le Mécanisme de la sécrétion. I bid. 1887.

RENAUT, J. — *Traité d'Histologie.* Paris, 1888-1897.

SCHNEIDER et HAVENS. — *American Journal of Phisiology*, 36, 1915.

SCHRÖDER.— *Om. Aarelsdningens indilydelse paa. Blodets Agglutinin. Holdighed, Korberhaven* 1909.

SPEHL. — *La lutte contre la tuberculose pulmonaire.* Paris, 1909.

SERGENT. — *Etude clinique sur la tuberculose.* Paris, 1919.

SELLIER et DAVID. — *Zeitsch. f. Klin. Med.* 1913 CIX.

SPENGLER. — *Tuberkulose Immblut. Med. Dent. Woch.* Nº 38, 1908.

SPENGLER CARL. — *Le traitement spécifique de la tuberculose à l'altitude.* La Presse Médicale. Nº 25, 1920.

SALOMON, M. — *La valeur de l'albuminoréaction.* La Médecine, Nº 8, 1920.

SCHÄFER Sir E. A. — *Les glandes à sécrétion interne.* Traduction de Guy Laroche et G. Richard, Paris, 1820.

STARLING. — *Proc. Royal Soc. Med.* Vol. III, 1914, *and Thérapeutic and Pharmocological sections.*

STRANS et GAMALEIA. — *Sem. Med.* 8 Juin 1892.

THOMSON Sir St CLAIR. — *The prognostic importance of tuberculosis of the Larynx. Transactions of the American Laryngological Association.* 42 d. Anual Meeting, Atlantic City, N. Y. 1919.

TARASSEVITCH. — *Annales de l'Institut Pasteur.* Tom. XVI, Nº 2, 1902. Travail du Laboratoire de Metchnikoff.

WARBURG, O. — *Zeitrch f. Physiolog. Chem.* 59, 1909.

WRIGHT Sir A. E. — *Lecture on the lessons of the war and on some new prospects in the field of therapeutic immunisation. Delivered at the Royal Society of Medecine* Feb. 25, 1919.

VAMDREMER. — *Les variations de l'acido-resistance du bacille tubercu-*

ZUQUER. — *Conhein et Weber, Deut-Arch. z. Klin. Med.* 1913. IX.

**IMPRIMERIE
DE " *L'EXPANSION SCIENTIFIQUE FRANÇAISE* "
7, Rue de Valois — PARIS**